Sapore Senza Sale

L'Arte di Cucinare con Meno Sodio

Giovanni Bianchi

Sommario

Broccoli di tacchino e cumino 12

pollo ai chiodi di garofano 14

Pollo con carciofi allo zenzero 15

mix di tacchino e pepe 16

Cosce di pollo e verdure al rosmarino 17

Pollo con carote e cavolo 19

Panino con melanzane e tacchino 20

Frittate semplici di tacchino e zucchine 22

Pollo con peperoni e melanzane in padella 23

Tacchino al forno con aceto balsamico 24

Miscela di tacchino al cheddar 25

tacchino alla parmigiana 26

Mix cremoso di pollo e gamberi 27

Mix di tacchino con basilico e asparagi piccanti 28

Mix di tacchino con anacardi 29

tacchino e frutti di bosco 30

Petto di pollo alle cinque spezie 31

Tacchino con verdure speziate 32

Funghi con Pollo e Peperoncino 33

Carciofi Di Pomodoro Pollo Peperoncino 34

Mix di pollo e barbabietole 36

Tacchino con insalata di sedano 37

Miscela di cosce di pollo e uva 38

Tacchino e orzo al limone 39

Tacchino con mix di barbabietola e ravanello 40

Mix di maiale all'aglio 42

Maiale alla paprika con carote 43

Maiale con zenzero e cipolle 44

Maiale al cumino 46

Misto di carne di maiale e verdure 47

Padella Di Maiale Al Timo 48

Maiale con Cocco e Sedano 51

Misto di maiale e pomodoro 52

Braciole Di Maiale Alla Salvia 53

Maiale tailandese e melanzane 54

Erba cipollina di maiale e lime 55

maiale al balsamico 56

maiale al pesto 57

peperoni di maiale e prezzemolo 58

mix di cumino e agnello 59

Maiale con Ravanelli e Fagiolini 60

Agnello al finocchio e funghi 61

Padella di maiale e spinaci 63

Maiale con avocado 65

Mix di maiale e mele 66

Costolette di maiale alla cannella 67

Braciole Di Maiale Al Cocco 68

Maiale con pesche miste 69

Agnello con Cacao e Ravanelli 70

Maiale al limone e carciofi 71

Maiale con salsa di coriandolo 73

Maiale con miscela di mango 74

Patate dolci di maiale al rosmarino e limone 75

Maiale con Ceci 76

Costolette di agnello con cavolo 77

agnello al peperoncino 78

Maiale con porri con paprika 79

Braciole di maiale e piselli 80

mais di maiale e menta 81

agnello con aneto 82

Braciole di maiale con pimento e olive 83

Costolette di agnello all'italiana 84

Riso con carne di maiale e origano 85

Gnocchi di maiale 86

Carne di maiale e indivia 87

Ravanello di maiale ed erba cipollina 88

Polpette di spinaci alla menta saltate 89

Polpette e salsa di cocco 91

Lenticchie e Maiale con Curcuma 93

Agnello saltato 94

Maiale con Barbabietola 95

agnello e cavolo 96

Agnello con mais e gombo 97

Maiale con senape e dragoncello 98

Maiale con germogli e capperi 99

Maiale con cavoletti di Bruxelles 100

Mix di maiale caldo e fagiolini 101

agnello con quinoa 102

Panino di agnello e bok choy	103
Maiale con gombo e olive	104
Orzo di Maiale e Capperi	105
Miscela di carne di maiale e cipolle verdi	106
Maiale Noce Moscata e Fagioli Neri	107
Capperi salmone e aneto	109
Insalata di salmone e cetrioli	110
Tonno e Scalogno	111
mix di baccalà alla menta	112
Merluzzo e Pomodori	113
Tonno alla paprika	114
merluzzo all'arancia	115
Salmone al basilico	116
Merluzzo e Salsa Bianca	117
Mix di halibut e ravanello	118
Mix di salmone e mandorle	119
Merluzzo e Broccoli	120
Mix di branzino allo zenzero	121
Salmone e fagiolini	122
Mix di pollo e lenticchie	123
Pollo e cavolfiore	124
Zuppa di basilico, pomodoro e carote	126
Maiale con patate dolci	127
Zuppa di trote e carote	128
Spezzatino di tacchino e finocchi	129
zuppa di melanzane	130
Crema Di Patate Dolci	131

Zuppa di pollo e funghi 132

Padella Di Salmone Al Lime 134

Insalata di patate 135

Padella Di Carne Macinata E Pomodoro.. 137

Insalata di gamberi e avocado 138

Crema di broccoli 139

Zuppa di cavoli 140

Zuppa di sedano e cavolfiore.. 141

Zuppa di maiale e porri 142

Insalata di broccoli e gamberetti alla menta 143

Zuppa di gamberi e merluzzo 145

Mix di gamberi e cipolle verdi 147

spezzatino di spinaci 148

Mix di cavolfiore al curry 149

Stufato di carote e zucchine 150

Stufato di cavolo e fagiolini 151

Zuppa Di Funghi E Peperoncino... 152

maiale con peperoncino 153

Insalata Di Funghi Con Paprika E Salmone 154

Mix di ceci e patate.. 156

Mix di pollo al cardamomo 158

peperoncino di lenticchie 159

indivia al rosmarino 160

indivia al limone... 161

asparagi al pesto 162

Carote alla paprika... 163

Padella Di Patate Cremose 164

cavolo al sesamo 165

broccoli con coriandolo 166

Cavoletti di Bruxelles con peperoncino 167

Miscela di cavoletti di Bruxelles e cipolle verdi 168

purea di cavolfiore 169

Insalata di avocado 170

insalata di ravanelli 171

Insalata di indivia al limone 172

Mix di Olive e Mais 173

Insalata di rucola e pinoli 174

Mandorle e spinaci 175

Insalata di fagiolini e mais 176

Insalata di indivia e cavolo 177

insalata di edamame 178

Insalata di uva e avocado 179

Mix di melanzane con origano 180

Mix di pomodori al forno 181

funghi di timo 182

Spinaci saltati e mais 183

Mais saltato ed erba cipollina 184

Insalata di spinaci e mango 185

patate alla senape 186

Cavoletti di Bruxelles al cocco 187

carote alla salvia 188

Funghi con aglio e mais 189

fagiolini al pesto 190

pomodori al dragoncello 191

barbabietola alla mandorla 192

Menta Pomodori e Mais 193

Salsa Di Zucchine E Avocado 194

Mix di mele e cavolo 195

barbabietola arrosto 196

cavolo all'aneto 197

insalata di cavolo e carote 198

Sugo Di Pomodoro E Olive 199

Insalata di zucchine 200

Insalata Di Carote Al Curry 201

Insalata di lattuga e barbabietole 202

ravanelli alle erbe 203

Mix di finocchi al forno 204

peperoni arrostiti 205

Datteri saltati e cavolo 206

Mix di Olive e Indivia 208

Insalata di pomodori e cetriolo 209

Insalata di peperoni e carote 210

Mix di Fagioli Neri e Riso 211

Mix di riso e cavolfiore 212

Miscela di fagioli balsamici 213

Barbabietola Cremosa 214

Mix di avocado e peperone 215

Patate Dolci Arrosto E Barbabietola 216

Cavolo saltato 217

carote speziate 218

carciofi al limone 219

Broccoli, Fagioli e Riso 220
Mix di zucca al forno 221
asparagi cremosi 222
Mix di rapa al basilico... 223
Miscela di Riso e Capperi 224
Mix di spinaci e cavolo 225

Broccoli di tacchino e cumino

Tempo di preparazione: 10 minuti.
Tempo di cottura: 30 minuti.
Porzioni: 4

Ingredienti:
- 1 cipolla rossa tritata
- Petto di tacchino da 1 libbra, senza pelle, disossato e tagliato a cubetti
- 2 tazze di cimette di broccoli
- 1 cucchiaino di cumino, macinato
- 3 spicchi d'aglio, tritati
- 2 cucchiai di olio d'oliva
- 14 once di latte di cocco
- Un pizzico di pepe nero
- ¼ tazza di coriandolo tritato

Indirizzi:
1. Scaldare una pentola con l'olio a fuoco medio, aggiungere la cipolla e l'aglio, mescolare e soffriggere per 5 minuti.
2. Aggiungere il tacchino, mescolare e rosolare per 5 minuti.
3. Aggiungere i broccoli e il resto degli ingredienti, portare a ebollizione a fuoco medio e cuocere per 20 minuti.
4. Distribuire il composto nei piatti e servire.

Nutrizione: Calorie 438, Grassi 32,9, Fibre 4,7, Carboidrati 16,8, Proteine 23,5

pollo ai chiodi di garofano

Tempo di preparazione: 10 minuti.
Tempo di cottura: 30 minuti.
Porzioni: 4

Ingredienti:
- Petto di pollo da 1 libbra, senza pelle, disossato e tagliato a cubetti
- 1 tazza di brodo di pollo a basso contenuto di sodio
- 1 cucchiaio di olio di avocado
- 2 cucchiaini di chiodi di garofano macinati
- 1 cipolla gialla tritata
- 2 cucchiaini di paprika dolce
- 3 pomodori, a dadini
- Un pizzico di sale e pepe nero.
- ½ tazza di prezzemolo tritato

Indirizzi:
1. Scaldare una padella con l'olio a fuoco medio, aggiungere la cipolla e soffriggere per 5 minuti.
2. Aggiungere il pollo e rosolare per altri 5 minuti.
3. Aggiungere il brodo e il resto degli ingredienti, portare a ebollizione e cuocere a fuoco medio per altri 20 minuti.
4. Distribuire il composto nei piatti e servire.

Nutrizione: Calorie 324, Grassi 12,3, Fibre 5, Carboidrati 33,10, Proteine 22,4

Pollo con carciofi allo zenzero

Tempo di preparazione: 10 minuti.
Tempo di cottura: 30 minuti.
Porzioni: 4

Ingredienti:
- 2 petti di pollo, senza pelle, disossati e tagliati a metà
- 1 cucchiaio di zenzero grattugiato
- 1 tazza di pomodori in scatola, senza sale aggiunto, tritati
- 10 once di carciofi in scatola, senza sale aggiunto, scolati e tagliati in quarti
- 2 cucchiai di succo di limone
- 2 cucchiai di olio d'oliva
- Un pizzico di pepe nero

Indirizzi:
1. Scaldare una padella con l'olio a fuoco medio, aggiungere lo zenzero ei carciofi, mescolare e cuocere per 5 minuti.
2. Aggiungere il pollo e cuocere per altri 5 minuti.
3. Aggiungere il resto degli ingredienti, portare a ebollizione e cuocere per altri 20 minuti.
4. Dividi tutto nei piatti e servi.

Nutrizione: calorie 300, grassi 14,5, fibre 5,3, carboidrati 16,4, proteine 15,1

mix di tacchino e pepe

Tempo di preparazione: 10 minuti.
Tempo di cottura: 30 minuti.
Porzioni: 4

Ingredienti:
- ½ cucchiaio di pepe nero in grani
- 1 cucchiaio di olio d'oliva
- Petto di tacchino da 1 libbra, senza pelle, disossato e tagliato a cubetti
- 1 tazza di brodo di pollo a basso contenuto di sodio
- 3 spicchi d'aglio, tritati
- 2 pomodori, a dadini
- Un pizzico di pepe nero
- 2 cucchiai di erba cipollina tritata

Indirizzi:
1. Scaldate una padella con l'olio a fuoco medio, aggiungete l'aglio e il tacchino e fate rosolare per 5 minuti.
2. Aggiungere i grani di pepe e il resto degli ingredienti, portare a ebollizione e cuocere a fuoco medio per 25 minuti.
3. Distribuire il composto nei piatti e servire.

Nutrizione: Calorie 313, Grassi 13,3, Fibre 7, Carboidrati 23,4, Proteine 16

Cosce di pollo e verdure al rosmarino

Tempo di preparazione: 10 minuti.
Tempo di cottura: 40 minuti.
Porzioni: 4

Ingredienti:
- Petti di pollo da 2 libbre, senza pelle, disossati e tagliati a cubetti
- 1 carota a cubetti
- 1 gambo di sedano tritato
- 1 pomodoro a cubetti
- 2 cipolle rosse piccole, affettate
- 1 zucchina a cubetti
- 2 spicchi d'aglio tritati
- 1 cucchiaio di rosmarino tritato
- 2 cucchiai di olio d'oliva
- pepe nero a piacere
- ½ tazza di brodo vegetale a basso contenuto di sodio

Indirizzi:
1. Scaldare una padella con l'olio a fuoco medio, aggiungere la cipolla e l'aglio, mescolare e soffriggere per 5 minuti.
2. Aggiungere il pollo, mescolare e farlo rosolare per altri 5 minuti.
3. Aggiungere la carota e gli altri ingredienti, mescolare, portare a ebollizione e cuocere a fuoco medio per 30 minuti.
4. Distribuire il composto nei piatti e servire.

Nutrizione: Calorie 325, Grassi 22,5, Fibre 6,1, Carboidrati 15,5, Proteine 33,2

Pollo con carote e cavolo

Tempo di preparazione: 10 minuti.
Tempo di cottura: 25 minuti.
Porzioni: 4

Ingredienti:
- Petto di pollo da 1 libbra, senza pelle, disossato e tagliato a cubetti
- 2 cucchiai di olio d'oliva
- 2 carote, sbucciate e grattugiate
- 1 cucchiaino di paprika dolce
- ½ tazza di brodo vegetale a basso contenuto di sodio
- 1 cavolo viola, tritato
- 1 cipolla gialla tritata
- pepe nero a piacere

Indirizzi:
1. Scaldare una padella con l'olio a fuoco medio, aggiungere la cipolla, mescolare e soffriggere per 5 minuti.
2. Aggiungere la carne e farla rosolare per altri 5 minuti.
3. Aggiungere le carote e gli altri ingredienti, mescolare, portare a ebollizione e cuocere a fuoco medio per 15 minuti.
4. Dividi tutto nei piatti e servi.

Nutrizione: Calorie 370, Grassi 22,2, Fibre 5,2, Carboidrati 44,2, Proteine 24,2

Panino con melanzane e tacchino

Tempo di preparazione: 10 minuti.
Tempo di cottura: 25 minuti.
Porzioni: 4

Ingredienti:
- 1 petto di tacchino, senza pelle, disossato e tagliato in 4 pezzi
- 1 melanzana, tagliata in 4 fette
- pepe nero a piacere
- 1 cucchiaio di olio d'oliva
- 1 cucchiaio di origano tritato
- ½ tazza di salsa di pomodoro a basso contenuto di sodio
- ½ tazza di formaggio cheddar a ridotto contenuto di grassi
- 4 fette di pane integrale

Indirizzi:
1. Scaldare una griglia a fuoco medio-alto, aggiungere le fette di tacchino, irrorare con metà dell'olio, cospargere con il pepe nero, cuocere 8 minuti per lato e trasferire in un piatto.
2. Disporre le fette di melanzana sulla griglia ben calda, irrorarle con il resto dell'olio, insaporire anche con pepe nero, cuocere 4 minuti per lato e trasferire nel piatto con le fette di tacchino.
3. Mettere 2 fette di pane su una superficie di lavoro, dividere il formaggio su ciascuna, dividere le fette di melanzana e di tacchino su ciascuna, cospargere di origano, condire con salsa dappertutto e guarnire con le altre 2 fette di pane.
4. Dividi i panini nei piatti e servi.

Nutrizione: Calorie 280, Grassi 12,2, Fibre 6, Carboidrati 14, Proteine 12

Frittate semplici di tacchino e zucchine

Tempo di preparazione: 10 minuti.
Tempo di cottura: 20 minuti.
Porzioni: 4

Ingredienti:
- 4 tortillas integrali
- ½ tazza di yogurt magro
- 1 libbra di tacchino, petto, senza pelle, disossato e tagliato a listarelle
- 1 cucchiaio di olio d'oliva
- 1 cipolla rossa affettata
- 1 zucchina a cubetti
- 2 pomodori, a dadini
- pepe nero a piacere

Indirizzi:
1. Scaldare una padella con l'olio a fuoco medio, aggiungere la cipolla, mescolare e soffriggere per 5 minuti.
2. Aggiungere le zucchine e i pomodori, mescolare e cuocere per altri 2 minuti.
3. Aggiungere la carne di tacchino, mescolare e cuocere per altri 13 minuti.
4. Distribuire lo yogurt su ogni tortilla, aggiungere il composto di tacchino e zucchine diviso, arrotolare, dividere nei piatti e servire.

Nutrizione: calorie 290, grassi 13,4, fibre 3,42, carboidrati 12,5, proteine 6,9

Pollo con peperoni e melanzane in padella

Tempo di preparazione: 10 minuti.
Tempo di cottura: 25 minuti.
Porzioni: 4

Ingredienti:
- 2 petti di pollo, senza pelle, disossati e tagliati a cubetti
- 1 cipolla rossa tritata
- 2 cucchiai di olio d'oliva
- 1 melanzana a cubetti
- 1 peperone rosso, tagliato a cubetti
- 1 peperone giallo, tagliato a cubetti
- pepe nero a piacere
- 2 tazze di latte di cocco

Indirizzi:
4. Scaldare una padella con l'olio a fuoco medio-alto, aggiungere la cipolla, mescolare e cuocere per 3 minuti.
5. Aggiungere i peperoni, mescolare e cuocere per altri 2 minuti.
6. Aggiungere il pollo e gli altri ingredienti, mescolare, portare a ebollizione e cuocere a fuoco medio per altri 20 minuti.
7. Dividi tutto nei piatti e servi.

Nutrizione: calorie 310, grassi 14,7, fibre 4, carboidrati 14,5, proteine 12,6

Tacchino al forno con aceto balsamico

Tempo di preparazione: 10 minuti.
Tempo di cottura: 40 minuti.
Porzioni: 4

Ingredienti:
- 1 petto di tacchino grande, senza pelle, disossato e affettato
- 2 cucchiai di aceto balsamico
- 1 cucchiaio di olio d'oliva
- 2 spicchi d'aglio tritati
- 1 cucchiaio di condimento italiano
- pepe nero a piacere
- 1 cucchiaio di coriandolo tritato

Indirizzi:
1. In una teglia unire il tacchino con l'aceto, l'olio e gli altri ingredienti, mescolare, infornare a 200 gradi e cuocere per 40 minuti.
2. Dividi tutto nei piatti e servi con un'insalata.

Nutrizione: Calorie 280, Grassi 12,7, Fibre 3, Carboidrati 22,1, Proteine 14

Miscela di tacchino al cheddar

Tempo di preparazione: 10 minuti.
Tempo di cottura: 1 ora.
Porzioni: 4

Ingredienti:
- Petto di tacchino da 1 libbra, senza pelle, disossato e affettato
- 2 cucchiai di olio d'oliva
- 1 tazza di pomodori in scatola, senza sale aggiunto, tritati
- pepe nero a piacere
- 1 tazza di formaggio cheddar scremato, grattugiato
- 2 cucchiai di prezzemolo tritato

Indirizzi:
1. Ungete una pirofila con l'olio, adagiate nella teglia le fettine di tacchino, distribuite sopra i pomodorini, condite con pepe nero, cospargete di formaggio e prezzemolo, infornate a 200 gradi e cuocete per 1 ora.
2. Dividi tutto nei piatti e servi.

Nutrizione: Calorie 350, Grassi 13,1, Fibre 4, Carboidrati 32,4, Proteine 14,65

tacchino alla parmigiana

Tempo di preparazione: 10 minuti.
Tempo di cottura: 23 minuti.
Porzioni: 4

Ingredienti:
- Petto di tacchino da 1 libbra, senza pelle, disossato e tagliato a cubetti
- 1 cucchiaio di olio d'oliva
- ½ tazza di parmigiano grattugiato a ridotto contenuto di grassi
- 2 scalogni, tritati
- 1 tazza di latte di cocco
- pepe nero a piacere

Indirizzi:
1. Scaldare una padella con l'olio a fuoco medio-alto, aggiungere gli scalogni, mescolare e cuocere per 5 minuti.
2. Aggiungere la carne, il latte di cocco e il pepe nero, mescolare e cuocere a fuoco medio per altri 15 minuti.
3. Aggiungere il parmigiano, cuocere per 2-3 minuti, dividere nei piatti e servire.

Nutrizione: Calorie 320, Grassi 11,4, Fibre 3,5, Carboidrati 14,3, Proteine 11,3

Mix cremoso di pollo e gamberi

Tempo di preparazione: 10 minuti.
Tempo di cottura: 14 minuti.
Porzioni: 4

Ingredienti:
- 1 cucchiaio di olio d'oliva
- Petto di pollo da 1 libbra, senza pelle, disossato e tagliato a cubetti
- ¼ di tazza di brodo di pollo a basso contenuto di sodio
- 1 chilo di gamberi, sbucciati e sgranati
- ½ tazza di crema di cocco
- 1 cucchiaio di coriandolo tritato

Indirizzi:
1. Scaldare una padella con l'olio a fuoco medio, aggiungere il pollo, mescolare e cuocere per 8 minuti.
2. Aggiungere i gamberi e gli altri ingredienti, mescolare, cuocere per altri 6 minuti, dividere in ciotole e servire.

Nutrizione: Calorie 370, Grassi 12,3, Fibre 5,2, Carboidrati 12,6, Proteine 8

Mix di tacchino con basilico e asparagi piccanti

Tempo di preparazione: 10 minuti.
Tempo di cottura: 40 minuti.
Porzioni: 4

Ingredienti:
- Petto di tacchino da 1 libbra, senza pelle e tagliato a listarelle
- 1 tazza di crema di cocco
- 1 tazza di brodo di pollo a basso contenuto di sodio
- 2 cucchiai di prezzemolo tritato
- 1 mazzetto di asparagi, mondati e tagliati a metà
- 1 cucchiaino di peperoncino in polvere
- 2 cucchiai di olio d'oliva
- Un pizzico di sale marino e pepe nero.

Indirizzi:
1. Scaldare una padella con l'olio a fuoco medio-alto, aggiungere il tacchino e un po' di pepe nero, mescolare e cuocere per 5 minuti.
2. Aggiungere gli asparagi, il peperoncino in polvere e gli altri ingredienti, mescolare, portare a ebollizione e cuocere a fuoco medio per altri 30 minuti.
3. Dividi tutto nei piatti e servi.

Nutrizione: Calorie 290, Grassi 12.10, Fibra 4.6, Carboidrati 12.7, Proteine 24

Mix di tacchino con anacardi

Tempo di preparazione: 10 minuti.
Tempo di cottura: 40 minuti.
Porzioni: 4

Ingredienti:
- Petto di tacchino da 1 libbra, senza pelle, disossato e tagliato a cubetti
- 1 tazza di anacardi tritati
- 1 cipolla gialla tritata
- ½ cucchiaio di olio d'oliva
- pepe nero a piacere
- ½ cucchiaino di paprika dolce
- 2 cucchiai e ½ di burro di anacardi
- ¼ di tazza di brodo di pollo a basso contenuto di sodio
- 1 cucchiaio di coriandolo tritato

Indirizzi:
1. Scaldare una padella con l'olio a fuoco medio-alto, aggiungere la cipolla, mescolare e soffriggere per 5 minuti.
2. Aggiungere la carne e farla rosolare per altri 5 minuti.
3. Aggiungere il resto degli ingredienti, mescolare, portare a ebollizione e cuocere a fuoco medio per 30 minuti.
4. Distribuire l'intero composto nei piatti e servire.

Nutrizione: calorie 352, grassi 12,7, fibre 6,2, carboidrati 33,2, proteine 13,5

tacchino e frutti di bosco

Tempo di preparazione: 10 minuti.
Tempo di cottura: 35 minuti.
Porzioni: 4

Ingredienti:
- 2 chili di petti di tacchino, senza pelle, disossati e tagliati a cubetti
- 1 cucchiaio di olio d'oliva
- 1 cipolla rossa tritata
- 1 tazza di mirtilli
- 1 tazza di brodo di pollo a basso contenuto di sodio
- ¼ tazza di coriandolo tritato
- pepe nero a piacere

Indirizzi:
1. Scaldare una pentola con l'olio a fuoco medio-alto, aggiungere la cipolla, mescolare e soffriggere per 5 minuti.
2. Aggiungere la carne, le bacche e gli altri ingredienti, portare a ebollizione e cuocere a fuoco medio per altri 30 minuti.
3. Distribuire il composto nei piatti e servire.

Nutrizione: Calorie 293, Grassi 7,3, Fibre 2,8, Carboidrati 14,7, Proteine 39,3

Petto di pollo alle cinque spezie

Tempo di preparazione: 5 minuti.
Tempo di cottura: 35 minuti.
Porzioni: 4

Ingredienti:
- 1 tazza di pomodori schiacciati
- 1 cucchiaino di cinque spezie
- 2 metà di petto di pollo, senza pelle, disossate e tagliate a metà
- 1 cucchiaio di olio di avocado
- 2 cucchiai di aminoacidi di cocco
- pepe nero a piacere
- 1 cucchiaio di peperoncino
- 1 cucchiaio di coriandolo tritato

Indirizzi:
1. Scaldate una padella con l'olio a fuoco medio, aggiungete la carne e fatela rosolare per 2 minuti per lato.
2. Aggiungere i pomodori, le cinque spezie e gli altri ingredienti, portare a ebollizione e cuocere a fuoco medio per 30 minuti.
3. Distribuire l'intero composto nei piatti e servire.

Nutrizione: Calorie 244, Grassi 8,4, Fibre 1,1, Carboidrati 4,5, Proteine 31

Tacchino con verdure speziate

Tempo di preparazione: 10 minuti.
Tempo di cottura: 17 minuti.
Porzioni: 4

Ingredienti:
- Petto di tacchino da 1 libbra, disossato, senza pelle e tagliato a cubetti
- 1 tazza di senape
- 1 cucchiaino di noce moscata macinata
- 1 cucchiaino di pimento, macinato
- 1 cipolla gialla tritata
- pepe nero a piacere
- 1 cucchiaio di olio d'oliva

Indirizzi:
1. Scaldate una padella con l'olio a fuoco medio-alto, aggiungete la cipolla e la carne e fate rosolare per 5 minuti.
2. Aggiungere il resto degli ingredienti, mescolare, cuocere a fuoco medio per altri 12 minuti, distribuire nei piatti e servire.

Nutrizione: Calorie 270, Grassi 8,4, Fibre 8,32, Carboidrati 33,3, Proteine 9

Funghi con Pollo e Peperoncino

Tempo di preparazione: 10 minuti.
Tempo di cottura: 20 minuti.
Porzioni: 4

Ingredienti:
- 2 petti di pollo, senza pelle, disossati e tagliati a metà
- ½ libbra di funghi bianchi, tagliati a metà
- 1 cucchiaio di olio d'oliva
- 1 tazza di pomodori in scatola, senza sale aggiunto, tritati
- 2 cucchiai di mandorle tritate
- 2 cucchiai di olio d'oliva
- ½ cucchiaino di scaglie di peperoncino
- pepe nero a piacere

Indirizzi:
1. Scaldare una padella con l'olio a fuoco medio-alto, aggiungere i funghi, mescolare e soffriggere per 5 minuti.
2. Aggiungere la carne, mescolare e cuocere per altri 5 minuti.
3. Aggiungere i pomodori e gli altri ingredienti, portare a ebollizione e cuocere a fuoco medio per 10 minuti.
4. Distribuire il composto nei piatti e servire.

Nutrizione: Calorie 320, Grassi 12,2, Fibre 5,3, Carboidrati 33,3, Proteine 15

Carciofi Di Pomodoro Pollo Peperoncino

Tempo di preparazione: 10 minuti.
Tempo di cottura: 20 minuti.
Porzioni: 4

Ingredienti:
- 2 peperoncini rossi tritati
- 1 cucchiaio di olio d'oliva
- 1 cipolla gialla tritata
- Petti di pollo da 1 libbra, senza pelle, disossati e tagliati a cubetti
- 1 tazza di pomodori schiacciati
- 10 once di cuori di carciofo in scatola, scolati e tagliati in quarti
- pepe nero a piacere
- ½ tazza di brodo di pollo a basso contenuto di sodio
- 2 cucchiai di succo di lime

Indirizzi:
1. Scaldare una padella con l'olio a fuoco medio, aggiungere la cipolla e i peperoncini, mescolare e soffriggere per 5 minuti.
2. Aggiungere la carne, mescolare e rosolare per altri 5 minuti.
3. Aggiungere il resto degli ingredienti, portare a ebollizione a fuoco medio e cuocere per 10 minuti.
4. Distribuire il composto nei piatti e servire.

Nutrizione: Calorie 280, Grassi 11,3, Fibre 5, Carboidrati 14,5, Proteine 13,5

Mix di pollo e barbabietole

Tempo di preparazione: 10 minuti.
Tempo di cottura: 0 minuti.
Porzioni: 4

Ingredienti:
- 1 carota grattugiata
- 2 barbabietole, sbucciate e grattugiate
- ½ tazza di maionese di avocado
- 1 tazza di petto di pollo affumicato, senza pelle, disossato, cotto e sminuzzato
- 1 cucchiaino di erba cipollina tritata

Indirizzi:
1. In una ciotola unire il pollo con le barbabietole e gli altri ingredienti, mescolare e servire subito.

Nutrizione: Calorie 288, Grassi 24,6, Fibre 1,4, Carboidrati 6,5, Proteine 14

Tacchino con insalata di sedano

Tempo di preparazione: 4 minuti.
Tempo di cottura: 0 minuti.
Porzioni: 4

Ingredienti:
- 2 tazze di petto di tacchino, senza pelle, disossato, cotto e sminuzzato
- 1 tazza di gambi di sedano tritati
- 2 erba cipollina tritata
- 1 tazza di olive nere, snocciolate e tagliate a metà
- 1 cucchiaio di olio d'oliva
- 1 cucchiaino di succo di lime
- 1 tazza di yogurt magro

Indirizzi:
1. In una ciotola unire il tacchino con il sedano e gli altri ingredienti, mescolare e servire freddo.

Nutrizione: Calorie 157, Grassi 8, Fibre 2, Carboidrati 10,8, Proteine 11,5

Miscela di cosce di pollo e uva

Tempo di preparazione: 10 minuti.
Tempo di cottura: 40 minuti.
Porzioni: 4

Ingredienti:
- 1 carota a cubetti
- 1 cipolla gialla, affettata
- 1 cucchiaio di olio d'oliva
- 1 tazza di pomodori a dadini
- ¼ di tazza di brodo di pollo a basso contenuto di sodio
- 2 spicchi d'aglio tritati
- Cosce di pollo disossate e senza pelle da 1 libbra
- 1 tazza di uva verde
- pepe nero a piacere

Indirizzi:
1. Ungete una teglia con l'olio, disponete all'interno le cosce di pollo e aggiungete sopra gli altri ingredienti.
2. Cuocere in forno a 390 gradi F per 40 minuti, dividere tra i piatti e servire.

Nutrizione: Calorie 289, Grassi 12,1, Fibre 1,7, Carboidrati 10,3, Proteine 33,9

Tacchino e orzo al limone

Tempo di preparazione: 5 minuti.
Tempo di cottura: 55 minuti.
Porzioni: 4

Ingredienti:
- 1 cucchiaio di olio d'oliva
- 1 petto di tacchino, senza pelle, disossato e affettato
- pepe nero a piacere
- 2 gambi di sedano tritati
- 1 cipolla rossa tritata
- 2 tazze di brodo di pollo a basso contenuto di sodio
- ½ tazza di orzo
- 1 cucchiaino di scorza di limone grattugiata
- 1 cucchiaio di succo di limone
- 1 cucchiaio di erba cipollina tritata

Indirizzi:
1. Scaldate una pentola con l'olio a fuoco medio-alto, aggiungete la carne e la cipolla, mescolate e fate rosolare per 5 minuti.
2. Aggiungere il sedano e gli altri ingredienti, mescolare, portare a ebollizione, ridurre il fuoco a medio, cuocere a fuoco lento per 50 minuti, dividere tra le ciotole e servire.

Nutrizione: Calorie 150, Grassi 4,5, Fibre 4,9, Carboidrati 20,8, Proteine 7,5

Tacchino con mix di barbabietola e ravanello

Tempo di preparazione: 10 minuti.
Tempo di cottura: 35 minuti.
Porzioni: 4

Ingredienti:
- 1 petto di tacchino, senza pelle, disossato e tagliato a cubetti
- 2 barbabietole rosse, sbucciate e tagliate a dadini
- 1 tazza di ravanelli, a cubetti
- 1 cipolla rossa tritata
- ¼ di tazza di brodo di pollo a basso contenuto di sodio
- pepe nero a piacere
- 1 cucchiaio di olio d'oliva
- 2 cucchiai di erba cipollina tritata

Indirizzi:
1. Scaldate una padella con l'olio a fuoco medio-alto, aggiungete la carne e la cipolla, mescolate e fate rosolare per 5 minuti.
2. Aggiungere le barbabietole, i ravanelli e gli altri ingredienti, portare a ebollizione e cuocere a fuoco medio per altri 30 minuti.
3. Distribuire il composto nei piatti e servire.

Nutrizione: calorie 113, grassi 4,4, fibre 2,3, carboidrati 10,4, proteine 8,8

Mix di maiale all'aglio

Tempo di preparazione: 10 minuti.
Tempo di cottura: 45 minuti.
Porzioni: 8

Ingredienti:
- 2 libbre di maiale, disossate e tagliate a cubetti
- 1 cipolla rossa tritata
- 1 cucchiaio di olio d'oliva
- 3 spicchi d'aglio, tritati
- 1 tazza di brodo di manzo a basso contenuto di sodio
- 2 cucchiai di paprika dolce
- pepe nero a piacere
- 1 cucchiaio di erba cipollina tritata

Indirizzi:
1. Scaldate una padella con l'olio a fuoco medio, aggiungete la cipolla e la carne, mescolate e fate rosolare per 5 minuti.
2. Aggiungere il resto degli ingredienti, mescolare, ridurre il fuoco a medio, coprire e cuocere per 40 minuti.
3. Distribuire il composto nei piatti e servire.

Nutrizione: Calorie 407, Grassi 35,4, Fibra 1, Carboidrati 5, Proteine 14,9

Maiale alla paprika con carote

Tempo di preparazione: 10 minuti.
Tempo di cottura: 30 minuti.
Porzioni: 4

Ingredienti:
- Carne di stufato di maiale da 1 libbra, a cubetti
- ¼ tazza di brodo vegetale a basso contenuto di sodio
- 2 carote, sbucciate e affettate
- 2 cucchiai di olio d'oliva
- 1 cipolla rossa affettata
- 2 cucchiaini di paprika dolce
- pepe nero a piacere

Indirizzi:
1. Scaldare una padella con l'olio a fuoco medio, aggiungere la cipolla, mescolare e soffriggere per 5 minuti.
2. Aggiungere la carne, mescolare e rosolare per altri 5 minuti.
3. Aggiungere il resto degli ingredienti, portare a ebollizione e cuocere a fuoco medio per 20 minuti.
4. Distribuire il composto nei piatti e servire.

Nutrizione: Calorie 328, Grassi 18,1, Fibre 1,8, Carboidrati 6,4, Proteine 34

Maiale con zenzero e cipolle

Tempo di preparazione: 10 minuti.
Tempo di cottura: 35 minuti.
Porzioni: 4

Ingredienti:
- 2 cipolle rosse, affettate
- 2 cipolle verdi tritate
- 1 cucchiaio di olio d'oliva
- 2 cucchiaini di zenzero grattugiato
- 4 braciole di maiale
- 3 spicchi d'aglio, tritati
- pepe nero a piacere
- 1 carota tritata
- 1 tazza di brodo di manzo a basso contenuto di sodio
- 2 cucchiai di concentrato di pomodoro
- 1 cucchiaio di coriandolo tritato

Indirizzi:
1. Scaldare una padella con l'olio a fuoco medio, aggiungere le cipolle verdi e rosse, mescolare e soffriggere per 3 minuti.
2. Aggiungere l'aglio e lo zenzero, mescolare e cuocere per altri 2 minuti.
3. Aggiungere le braciole di maiale e cuocere per 2 minuti per lato.
4. Aggiungere il resto degli ingredienti, portare a ebollizione e cuocere a fuoco medio per altri 25 minuti.
5. Distribuire il composto nei piatti e servire.

Nutrizione: calorie 332, grassi 23,6, fibre 2,3, carboidrati 10,1, proteine 19,9

Maiale al cumino

Tempo di preparazione: 10 minuti.
Tempo di cottura: 45 minuti.
Porzioni: 4

Ingredienti:
- ½ tazza di brodo di manzo a basso contenuto di sodio
- 2 cucchiai di olio d'oliva
- 2 libbre di maiale per spezzatino, a cubetti
- 1 cucchiaino di coriandolo macinato
- 2 cucchiaini di cumino macinato
- pepe nero a piacere
- 1 tazza di pomodorini, dimezzati
- 4 spicchi d'aglio, tritati
- 1 cucchiaio di coriandolo tritato

Indirizzi:
1. Scaldate una padella con l'olio a fuoco medio, aggiungete l'aglio e la carne, mescolate e fate rosolare per 5 minuti.
2. Aggiungere il brodo e gli altri ingredienti, portare a ebollizione e cuocere a fuoco medio per 40 minuti.
3. Dividi tutto nei piatti e servi.

Nutrizione: Calorie 559, Grassi 29,3, Fibre 0,7, Carboidrati 3,2, Proteine 67,4

Misto di carne di maiale e verdure

Tempo di preparazione: 10 minuti.
Tempo di cottura: 20 minuti.
Porzioni: 4

Ingredienti:
- 2 cucchiai di aceto balsamico
- 1/3 di tazza di aminoacidi al cocco
- 1 cucchiaio di olio d'oliva
- 4 once di insalata mista
- 1 tazza di pomodorini, dimezzati
- 4 once di maiale brasato, tagliato a listarelle
- 1 cucchiaio di erba cipollina tritata

Indirizzi:
1. Scaldare una padella con l'olio a fuoco medio, aggiungere la carne di maiale, gli aminoacidi e l'aceto, mescolare e cuocere per 15 minuti.
2. Aggiungere le foglie di insalata e gli altri ingredienti, mescolare, cuocere per altri 5 minuti, distribuire nei piatti e servire.

Nutrizione: calorie 125, grassi 6,4, fibre 0,6, carboidrati 6,8, proteine 9,1

Padella Di Maiale Al Timo

Tempo di preparazione: 10 minuti.
Tempo di cottura: 25 minuti.
Porzioni: 4

Ingredienti:
- Lonza di maiale da 1 libbra, tagliata e tagliata a cubetti
- 1 cucchiaio di olio d'oliva
- 1 cipolla gialla tritata
- 3 spicchi d'aglio, tritati
- 1 cucchiaio di timo essiccato
- 1 tazza di brodo di pollo a basso contenuto di sodio
- 2 cucchiai di concentrato di pomodoro a basso contenuto di sodio
- 1 cucchiaio di coriandolo tritato

Indirizzi:
1. Scaldare una padella con l'olio a fuoco medio-alto, aggiungere la cipolla e l'aglio, mescolare e cuocere per 5 minuti.
2. Aggiungere la carne, mescolare e cuocere per altri 5 minuti.
3. Aggiungere il resto degli ingredienti, mescolare, portare a ebollizione, ridurre il fuoco a medio e cuocere il composto per altri 15 minuti.
4. Distribuire il composto nei piatti e servire subito.

Nutrizione: Calorie 281, Grassi 11,2, Fibre 1,4, Carboidrati 6,8, Proteine 37,1

Maggiorana di maiale e zucchine

Tempo di preparazione: 10 minuti.
Tempo di cottura: 30 minuti.
Porzioni: 4

Ingredienti:
- 2 libbre di lonza di maiale disossata, tagliata e tagliata a cubetti
- 2 cucchiai di olio di avocado
- ¾ tazza di brodo vegetale a basso contenuto di sodio
- ½ cucchiaio di aglio in polvere
- 1 cucchiaio di maggiorana tritata
- 2 zucchine, tagliate a cubetti
- 1 cucchiaino di paprika dolce
- pepe nero a piacere

Indirizzi:
1. Scaldare una padella con l'olio a fuoco medio-alto, aggiungere la carne, l'aglio in polvere e la maggiorana, mescolare e cuocere per 10 minuti.
2. Aggiungere le zucchine e gli altri ingredienti, mescolare, portare a ebollizione, ridurre il fuoco a medio e cuocere il composto per altri 20 minuti.
3. Dividi tutto nei piatti e servi.

Nutrizione: Calorie 359, Grassi 9.1, Fibre 2.1, Carboidrati 5.7, Proteine 61.4

maiale speziato

Tempo di preparazione: 10 minuti.
Tempo di cottura: 8 ore.
Porzioni: 4

Ingredienti:
- 3 cucchiai di olio d'oliva
- 2 libbre di lombo di maiale arrosto
- 2 cucchiaini di paprika dolce
- 1 cucchiaino di aglio in polvere
- 1 cucchiaino di cipolla in polvere
- 1 cucchiaino di noce moscata macinata
- 1 cucchiaino di pimento, macinato
- pepe nero a piacere
- 1 tazza di brodo vegetale a basso contenuto di sodio

Indirizzi:
1. Nella tua pentola a cottura lenta, unisci l'arrosto con olio e altri ingredienti, mescola, copri e cuoci a fuoco basso per 8 ore.
2. Tagliare l'arrosto a fette, dividerlo nei piatti e servire con il sugo di cottura versato sopra.

Nutrizione: Calorie 689, Grassi 57,1, Fibra 1, Carboidrati 3,2, Proteine 38,8

Maiale con Cocco e Sedano

Tempo di preparazione: 10 minuti.
Tempo di cottura: 35 minuti.
Porzioni: 4

Ingredienti:
- 2 libbre di maiale per spezzatino, a cubetti
- 2 cucchiai di olio d'oliva
- 1 tazza di brodo vegetale a basso contenuto di sodio
- 1 gambo di sedano tritato
- 1 cucchiaino di pepe nero in grani
- 2 scalogni, tritati
- 1 cucchiaio di erba cipollina tritata
- 1 tazza di crema di cocco
- pepe nero a piacere

Indirizzi:
1. Scaldate una padella con l'olio a fuoco medio, aggiungete lo scalogno e la carne, mescolate e fate rosolare per 5 minuti.
2. Aggiungere il sedano e gli altri ingredienti, mescolare, portare a ebollizione e cuocere a fuoco medio per altri 30 minuti.
3. Dividete il tutto nei piatti e servite subito.

Nutrizione: Calorie 690, Grassi 43,3, Fibre 1,8, Carboidrati 5,7, Proteine 6,2

Misto di maiale e pomodoro

Tempo di preparazione: 10 minuti.
Tempo di cottura: 30 minuti.
Porzioni: 4

Ingredienti:
- 2 spicchi d'aglio tritati
- Stufato di maiale macinato da 2 libbre
- 2 tazze di pomodorini, tagliati a metà
- 1 cucchiaio di olio d'oliva
- pepe nero a piacere
- 1 cipolla rossa tritata
- ½ tazza di brodo vegetale a basso contenuto di sodio
- 2 cucchiai di concentrato di pomodoro a basso contenuto di sodio
- 1 cucchiaio di prezzemolo tritato

Indirizzi:
1. Scaldare una padella con l'olio a fuoco medio, aggiungere la cipolla e l'aglio, mescolare e soffriggere per 5 minuti.
2. Aggiungere la carne e farla rosolare per altri 5 minuti.
3. Aggiungere il resto degli ingredienti, mescolare, portare a ebollizione, cuocere a fuoco medio per altri 20 minuti, dividere nelle ciotole e servire.

Nutrizione: Calorie 558, Grassi 25,6, Fibre 2,4, Carboidrati 10,1, Proteine 68,7

Braciole Di Maiale Alla Salvia

Tempo di preparazione: 10 minuti.
Tempo di cottura: 35 minuti.
Porzioni: 4

Ingredienti:
- 4 braciole di maiale
- 2 cucchiai di olio d'oliva
- 1 cucchiaino di paprika affumicata
- 1 cucchiaio di salvia tritata
- 2 spicchi d'aglio tritati
- 1 cucchiaio di succo di limone
- pepe nero a piacere

Indirizzi:
1. In una pirofila unire le braciole di maiale con l'olio e gli altri ingredienti, mescolare, infornare e cuocere a 200 gradi per 35 minuti.
2. Distribuire le braciole di maiale nei piatti e servire con un'insalata.

Nutrizione: Calorie 263, Grassi 12,4, Fibre 6, Carboidrati 22,2, Proteine 16

Maiale tailandese e melanzane

Tempo di preparazione: 10 minuti.
Tempo di cottura: 30 minuti.
Porzioni: 4

Ingredienti:
- Carne di stufato di maiale da 1 libbra, a cubetti
- 1 melanzana a cubetti
- 1 cucchiaio di aminoacidi di cocco
- 1 cucchiaino di cinque spezie
- 2 spicchi d'aglio tritati
- 2 peperoncini tailandesi, tritati
- 2 cucchiai di olio d'oliva
- 2 cucchiai di concentrato di pomodoro a basso contenuto di sodio
- 1 cucchiaio di coriandolo tritato
- ½ tazza di brodo vegetale a basso contenuto di sodio

Indirizzi:
1. Scaldare una padella con l'olio a fuoco medio-alto, aggiungere l'aglio, i peperoncini e la carne e far rosolare per 6 minuti.
2. Aggiungere le melanzane e gli altri ingredienti, portare a ebollizione e cuocere a fuoco medio per 24 minuti.
3. Distribuire il composto nei piatti e servire.

Nutrizione: Calorie 320, Grassi 13,4, Fibre 5,2, Carboidrati 22,8, Proteine 14

Erba cipollina di maiale e lime

Tempo di preparazione: 10 minuti.
Tempo di cottura: 30 minuti.
Porzioni: 4

Ingredienti:
- 2 cucchiai di succo di lime
- 4 erba cipollina tritata
- Carne di stufato di maiale da 1 libbra, a cubetti
- 2 spicchi d'aglio tritati
- 2 cucchiai di olio d'oliva
- pepe nero a piacere
- ½ tazza di brodo vegetale a basso contenuto di sodio
- 1 cucchiaio di coriandolo tritato

Indirizzi:
1. Scaldare una padella con l'olio a fuoco medio, aggiungere l'erba cipollina e l'aglio, mescolare e cuocere per 5 minuti.
2. Aggiungere la carne, mescolare e cuocere per altri 5 minuti.
3. Aggiungere il resto degli ingredienti, portare a ebollizione e cuocere a fuoco medio per 20 minuti.
4. Distribuire il composto nei piatti e servire.

Nutrizione: Calorie 273, Grassi 22,4, Fibre 5, Carboidrati 12,5, Proteine 18

maiale al balsamico

Tempo di preparazione: 10 minuti.
Tempo di cottura: 30 minuti.
Porzioni: 4

Ingredienti:
- 1 cipolla rossa affettata
- Carne di stufato di maiale da 1 libbra, a cubetti
- 2 peperoncini rossi tritati
- 2 cucchiai di aceto balsamico
- ½ tazza di foglie di coriandolo tritate
- pepe nero a piacere
- 2 cucchiai di olio d'oliva
- 1 cucchiaio di salsa di pomodoro a basso contenuto di sodio

Indirizzi:
1. Scaldare una padella con l'olio a fuoco medio, aggiungere la cipolla e i peperoncini, mescolare e cuocere per 5 minuti.
2. Aggiungere la carne, mescolare e cuocere per altri 5 minuti.
3. Aggiungere il resto degli ingredienti, mescolare, portare a ebollizione e cuocere a fuoco medio per altri 20 minuti.
4. Dividete il tutto nei piatti e servite subito.

Nutrizione: Calorie 331, Grassi 13,3, Fibre 5, Carboidrati 22,7, Proteine 17

maiale al pesto

Tempo di preparazione: 10 minuti.
Tempo di cottura: 36 minuti.
Porzioni: 4

Ingredienti:
- 2 cucchiai di olio d'oliva
- 2 erba cipollina tritata
- 500 g di braciole di maiale
- 2 cucchiai di pesto di basilico
- 1 tazza di pomodorini, a dadini
- 2 cucchiai di concentrato di pomodoro a basso contenuto di sodio
- ½ tazza di prezzemolo tritato
- ½ tazza di brodo vegetale a basso contenuto di sodio
- pepe nero a piacere

Indirizzi:
1. Scaldare una padella con l'olio d'oliva a fuoco medio-alto, aggiungere i cipollotti e le braciole di maiale e scottare per 3 minuti su ciascun lato.
2. Aggiungere il pesto e gli altri ingredienti, mescolare delicatamente, portare a ebollizione e cuocere a fuoco medio per altri 30 minuti.
3. Dividi tutto nei piatti e servi.

Nutrizione: Calorie 293, Grassi 11,3, Fibre 4,2, Carboidrati 22,2, Proteine 14

peperoni di maiale e prezzemolo

Tempo di preparazione: 10 minuti.
Tempo di cottura: 1 ora.
Porzioni: 4

Ingredienti:
- 1 peperone verde tritato
- 1 peperone rosso tritato
- 1 peperone giallo tritato
- 1 cipolla rossa tritata
- 500 g di braciole di maiale
- 1 cucchiaio di olio d'oliva
- pepe nero a piacere
- 26 once di pomodori in scatola, senza sale aggiunto e tritati
- 2 cucchiai di prezzemolo tritato

Indirizzi:
1. Ungete una teglia con l'olio, disponete le braciole di maiale all'interno e aggiungete sopra gli altri ingredienti.
2. Cuocere in forno a 390 gradi F per 1 ora, dividere tra i piatti e servire.

Nutrizione: Calorie 284, Grassi 11,6, Fibre 2,6, Carboidrati 22,2, Proteine 14

mix di cumino e agnello

Tempo di preparazione: 10 minuti.
Tempo di cottura: 25 minuti.
Porzioni: 4

Ingredienti:
- 1 cucchiaio di olio d'oliva
- 1 cipolla rossa tritata
- 1 tazza di pomodorini, dimezzati
- 1 chilo di carne di stufato di agnello, macinata
- 1 cucchiaio di peperoncino in polvere
- pepe nero a piacere
- 2 cucchiaini di cumino macinato
- 1 tazza di brodo vegetale a basso contenuto di sodio
- 2 cucchiai di coriandolo tritato

Indirizzi:
1. Scaldare la padella con l'olio a fuoco medio-alto, aggiungere la cipolla, l'agnello e il peperoncino in polvere, mescolare e cuocere per 10 minuti.
2. Aggiungere il resto degli ingredienti, mescolare, cuocere a fuoco medio per altri 15 minuti.
3. Dividere in ciotole e servire.

Nutrizione: Calorie 320, Grassi 12,7, Fibre 6, Carboidrati 14,3, Proteine 22

Maiale con Ravanelli e Fagiolini

Tempo di preparazione: 10 minuti.
Tempo di cottura: 35 minuti.
Porzioni: 4

Ingredienti:
- Carne di stufato di maiale da 1 libbra, a cubetti
- 1 tazza di ravanelli, a cubetti
- ½ chilo di fagiolini, mondati e tagliati a metà
- 1 cipolla gialla tritata
- 1 cucchiaio di olio d'oliva
- 2 spicchi d'aglio tritati
- 1 tazza di pomodori in scatola, non salati e tritati
- 2 cucchiaini di origano essiccato
- pepe nero a piacere

Indirizzi:
1. Scaldare una padella con l'olio a fuoco medio-alto, aggiungere la cipolla e l'aglio, mescolare e cuocere per 5 minuti.
2. Aggiungere la carne, mescolare e cuocere per altri 5 minuti.
3. Aggiungere il resto degli ingredienti, portare a ebollizione e cuocere a fuoco medio per 25 minuti.
4. Dividete il tutto nelle ciotole e servite.

Nutrizione: Calorie 289, Grassi 12, Fibre 8, Carboidrati 13,2, Proteine 20

Agnello al finocchio e funghi

Tempo di preparazione: 10 minuti.
Tempo di cottura: 40 minuti.
Porzioni: 4

Ingredienti:
- Spalla di agnello da 1 libbra, disossata e tagliata a cubetti
- 8 funghi bianchi, tagliati a metà
- 2 cucchiai di olio d'oliva
- 1 cipolla gialla tritata
- 2 spicchi d'aglio tritati
- 1 cucchiaio e ½ di polvere di finocchio
- pepe nero a piacere
- Un mazzetto di erba cipollina tritata
- 1 tazza di brodo vegetale a basso contenuto di sodio

Indirizzi:
1. Scaldare una padella con l'olio a fuoco medio, aggiungere la cipolla e l'aglio, mescolare e cuocere per 5 minuti.
2. Aggiungere la carne e i funghi, mescolare e cuocere per altri 5 minuti.
3. Aggiungere gli altri ingredienti, mescolare, portare a ebollizione e cuocere a fuoco medio per 30 minuti.
4. Dividete il composto in ciotole e servite.

Nutrizione: Calorie 290, Grassi 15,3, Fibre 7, Carboidrati 14,9, Proteine 14

Padella di maiale e spinaci

Tempo di preparazione: 10 minuti.
Tempo di cottura: 30 minuti.
Porzioni: 4

Ingredienti:
- 1 libbra di maiale, macinata
- 2 cucchiai di olio d'oliva
- 1 cipolla rossa tritata
- ½ libbra di spinaci novelli
- 4 spicchi d'aglio, tritati
- ½ tazza di brodo vegetale a basso contenuto di sodio
- ½ tazza di pomodori in scatola, senza sale aggiunto, tritati
- pepe nero a piacere
- 1 cucchiaio di erba cipollina tritata

Indirizzi:
1. Scaldare una padella con l'olio a fuoco medio-alto, aggiungere la cipolla e l'aglio, mescolare e cuocere per 5 minuti.
2. Aggiungere la carne, mescolare e rosolare per altri 5 minuti.
3. Aggiungere il resto degli ingredienti tranne gli spinaci, mescolare, portare a ebollizione, ridurre il fuoco a medio e cuocere per 15 minuti.
4. Unite gli spinaci, mescolate, fate cuocere il composto per altri 5 minuti, dividete il tutto nelle ciotole e servite.

Nutrizione: Calorie 270, Grassi 12, Fibre 6, Carboidrati 22,2, Proteine 23

Maiale con avocado

Tempo di preparazione: 10 minuti.
Tempo di cottura: 15 minuti.
Porzioni: 4

Ingredienti:
- 2 tazze di spinaci novelli
- Filetto di maiale da 1 libbra, tagliato a listarelle
- 1 cucchiaio di olio d'oliva
- 1 tazza di pomodorini, dimezzati
- 2 avocado, sbucciati, snocciolati e tagliati a spicchi
- 1 cucchiaio di aceto balsamico
- ½ tazza di brodo vegetale a basso contenuto di sodio

Indirizzi:
1. Scaldare una padella con l'olio a fuoco medio-alto, aggiungere la carne, mescolare e cuocere per 10 minuti.
2. Aggiungere gli spinaci e gli altri ingredienti, mescolare, cuocere per altri 5 minuti, dividere nelle ciotole e servire.

Nutrizione: Calorie 390, Grassi 12,5, Fibre 4, Carboidrati 16,8, Proteine 13,5

Mix di maiale e mele

Tempo di preparazione: 10 minuti.
Tempo di cottura: 40 minuti.
Porzioni: 4

Ingredienti:
- 2 libbre di maiale brasato, tagliato a listarelle
- 2 mele verdi, private del torsolo e tagliate a spicchi
- 2 spicchi d'aglio tritati
- 2 scalogni, tritati
- 1 cucchiaio di paprika dolce
- ½ cucchiaino di peperoncino in polvere
- 2 cucchiai di olio di avocado
- 1 tazza di brodo di pollo a basso contenuto di sodio
- pepe nero a piacere
- Un pizzico di scaglie di peperoncino rosso

Indirizzi:
1. Scaldare una padella con l'olio a fuoco medio, aggiungere lo scalogno e l'aglio, mescolare e soffriggere per 5 minuti.
2. Aggiungere la carne e rosolare per altri 5 minuti.
3. Aggiungere le mele e gli altri ingredienti, mescolare, portare a ebollizione e cuocere a fuoco medio per altri 30 minuti.
4. Dividi tutto nei piatti e servi.

Nutrizione: Calorie 365, Grassi 7, Fibre 6, Carboidrati 15,6, Proteine 32,4

Costolette di maiale alla cannella

Tempo di preparazione: 10 minuti.
È ora di cucinare: 1 ora e 10 minuti
Porzioni: 4

Ingredienti:
- 4 braciole di maiale
- 2 cucchiai di olio d'oliva
- 2 spicchi d'aglio tritati
- ¼ tazza di brodo vegetale a basso contenuto di sodio
- 1 cucchiaio di cannella in polvere
- pepe nero a piacere
- 1 cucchiaino di peperoncino in polvere
- ½ cucchiaino di cipolla in polvere

Indirizzi:
1. In una teglia unire le braciole di maiale con l'olio e gli altri ingredienti, mescolare, infornare e cuocere a 180 gradi per 1 ora e 10 minuti.
2. Distribuire le braciole di maiale nei piatti e servire con un'insalata.

Nutrizione: Calorie 288, Grassi 5,5, Fibre 6, Carboidrati 12,7, Proteine 23

Braciole Di Maiale Al Cocco

Tempo di preparazione: 10 minuti.
Tempo di cottura: 20 minuti.
Porzioni: 4

Ingredienti:
- 2 cucchiai di olio d'oliva
- 4 braciole di maiale
- 1 cipolla gialla tritata
- 1 cucchiaio di peperoncino in polvere
- 1 tazza di latte di cocco
- ¼ tazza di coriandolo tritato

Indirizzi:
1. Scaldare una padella con l'olio a fuoco medio-alto, aggiungere la cipolla e il peperoncino in polvere, mescolare e soffriggere per 5 minuti.
2. Aggiungere le braciole di maiale e scottarle per 2 minuti su ciascun lato.
3. Aggiungere il latte di cocco, mescolare, portare a ebollizione e cuocere a fuoco medio per altri 11 minuti.
4. Aggiungere il coriandolo, mescolare, dividere il tutto nelle ciotole e servire.

Nutrizione: Calorie 310, Grassi 8, Fibre 6, Carboidrati 16,7, Proteine 22,1

Maiale con pesche miste

Tempo di preparazione: 10 minuti.
Tempo di cottura: 25 minuti.
Porzioni: 4

Ingredienti:
- 2 libbre di lonza di maiale, a cubetti
- 2 pesche, snocciolate e tagliate in quarti
- ¼ cucchiaino di cipolla in polvere
- 2 cucchiai di olio d'oliva
- ¼ di cucchiaino di paprika affumicata
- ¼ tazza di brodo vegetale a basso contenuto di sodio
- pepe nero a piacere

Indirizzi:
1. Scaldare una padella con l'olio a fuoco medio, aggiungere la carne, mescolare e cuocere per 10 minuti.
2. Aggiungere le pesche e gli altri ingredienti, mescolare, portare a ebollizione e cuocere a fuoco medio per altri 15 minuti.
3. Distribuire l'intero composto nei piatti e servire.

Nutrizione: Calorie 290, Grassi 11,8, Fibre 5,4, Carboidrati 13,7, Proteine 24

Agnello con Cacao e Ravanelli

Tempo di preparazione: 10 minuti.
Tempo di cottura: 35 minuti.
Porzioni: 4

Ingredienti:
- ½ tazza di brodo vegetale a basso contenuto di sodio
- Carne di stufato di agnello da 1 libbra, a cubetti
- 1 tazza di ravanelli, a cubetti
- 1 cucchiaio di cacao in polvere
- pepe nero a piacere
- 1 cipolla gialla tritata
- 1 cucchiaio di olio d'oliva
- 2 spicchi d'aglio tritati
- 1 cucchiaio di prezzemolo tritato

Indirizzi:
1. Scaldare una padella con l'olio a fuoco medio-alto, aggiungere la cipolla e l'aglio, mescolare e soffriggere per 5 minuti.
2. Aggiungere la carne, mescolare e rosolare per 2 minuti su ciascun lato.
3. Aggiungere il brodo e gli altri ingredienti, mescolare, portare a ebollizione e cuocere a fuoco medio per altri 25 minuti.
4. Dividi tutto nei piatti e servi.

Nutrizione: Calorie 340, Grassi 12,4, Fibre 9,3, Carboidrati 33,14, Proteine 20

Maiale al limone e carciofi

Tempo di preparazione: 10 minuti.
Tempo di cottura: 25 minuti.
Porzioni: 4

Ingredienti:
- 2 libbre di maiale brasato, tagliato a listarelle
- 2 cucchiai di olio di avocado
- 1 cucchiaio di succo di limone
- 1 cucchiaio di scorza di limone grattugiata
- 1 tazza di carciofi in scatola, scolati e tagliati in quarti
- 1 cipolla rossa tritata
- 2 spicchi d'aglio tritati
- ½ cucchiaino di peperoncino in polvere
- pepe nero a piacere
- 1 cucchiaino di paprika dolce
- 1 jalapeno tritato
- ¼ tazza di brodo vegetale a basso contenuto di sodio
- ¼ tazza di rosmarino tritato

Indirizzi:
1. Scaldare una padella con l'olio a fuoco medio-alto, aggiungere la cipolla e l'aglio, mescolare e soffriggere per 4 minuti.
2. Aggiungere la carne, i carciofi, il peperoncino in polvere, il jalapeño e la paprika, mescolare e cuocere per altri 6 minuti.
3. Aggiungere il resto degli ingredienti, mescolare, portare a ebollizione e cuocere a fuoco medio per altri 15 minuti.
4. Dividere l'intero composto in ciotole e servire.

Nutrizione: Calorie 350, Grassi 12, Fibra 4.3, Carboidrati 35.7, Proteine 14.5

Maiale con salsa di coriandolo

Tempo di preparazione: 10 minuti.
Tempo di cottura: 20 minuti.
Porzioni: 4

Ingredienti:
- 2 libbre di maiale brasato, a cubetti grossolani
- 1 tazza di foglie di coriandolo
- 4 cucchiai di olio d'oliva
- 1 cucchiaio di pinoli
- 1 cucchiaio di parmigiano grattugiato senza grassi
- 1 cucchiaio di succo di limone
- 1 cucchiaino di peperoncino in polvere
- pepe nero a piacere

Indirizzi:
1. In un frullatore, unire il coriandolo con i pinoli, 3 cucchiai di olio, il parmigiano e il succo di limone e frullare bene.
2. Scaldare una padella con l'olio rimanente a fuoco medio, aggiungere la carne, il peperoncino in polvere e il pepe nero, mescolare e rosolare per 5 minuti.
3. Aggiungere la salsa di coriandolo e cuocere a fuoco medio per altri 15 minuti, mescolando di tanto in tanto.
4. Dividere il maiale nei piatti e servire immediatamente.

Nutrizione: Calorie 270, Grassi 6,6, Fibre 7, Carboidrati 12,6, Proteine 22,4

Maiale con miscela di mango

Tempo di preparazione: 10 minuti.
Tempo di cottura: 25 minuti.
Porzioni: 4

Ingredienti:
- 2 scalogni, tritati
- 2 cucchiai di olio di avocado
- Carne di stufato di maiale da 1 libbra, a cubetti
- 1 mango, sbucciato e tagliato a cubetti
- 2 spicchi d'aglio tritati
- 1 tazza di pomodori a pezzetti
- pepe nero a piacere
- ½ tazza di basilico tritato

Indirizzi:
1. Scaldare una padella con l'olio a fuoco medio, aggiungere lo scalogno e l'aglio, mescolare e cuocere per 5 minuti.
2. Aggiungere la carne, mescolare e cuocere per altri 5 minuti.
3. Aggiungere il resto degli ingredienti, mescolare, portare a ebollizione e cuocere a fuoco medio per altri 15 minuti.
4. Dividete il composto in ciotole e servite.

Nutrizione: Calorie 361, Grassi 11, Fibra 5.1, Carboidrati 16.8, Proteine 22

Patate dolci di maiale al rosmarino e limone

Tempo di preparazione: 10 minuti.
Tempo di cottura: 35 minuti.
Porzioni: 4

Ingredienti:
- 1 cipolla rossa, tagliata a spicchi
- 2 patate dolci, sbucciate e tagliate a spicchi
- 4 braciole di maiale
- 1 cucchiaio di rosmarino tritato
- 1 cucchiaio di succo di limone
- 2 cucchiaini di olio d'oliva
- pepe nero a piacere
- 2 cucchiaini di timo tritato
- ½ tazza di brodo vegetale a basso contenuto di sodio

Indirizzi:
1. In una teglia unire le braciole di maiale con le patate, la cipolla e gli altri ingredienti e mescolare delicatamente.
2. Cuocere in forno a 400 gradi F per 35 minuti, dividere tutto tra i piatti e servire.

Nutrizione: calorie 410, grassi 14,7, fibre 14,2, carboidrati 15,3, proteine 33,4

Maiale con Ceci

Tempo di preparazione: 10 minuti.
Tempo di cottura: 25 minuti.
Porzioni: 4

Ingredienti:
- Carne di stufato di maiale da 1 libbra, a cubetti
- 1 tazza di ceci in scatola, senza sale aggiunto, scolati
- 1 cipolla gialla tritata
- 1 cucchiaio di olio d'oliva
- pepe nero a piacere
- 10 once di pomodori in scatola, non salati e tritati
- 2 cucchiai di coriandolo tritato

Indirizzi:
1. Scaldare una padella con l'olio a fuoco medio-alto, aggiungere la cipolla, mescolare e soffriggere per 5 minuti.
2. Aggiungere la carne, mescolare e cuocere per altri 5 minuti.
3. Aggiungere il resto degli ingredienti, mescolare, cuocere a fuoco medio per 15 minuti, dividere il tutto nelle ciotole e servire.

Nutrizione: calorie 476, grassi 17,6, fibre 10,2, carboidrati 35,7, proteine 43,8

Costolette di agnello con cavolo

Tempo di preparazione: 10 minuti.
Tempo di cottura: 35 minuti.
Porzioni: 4

Ingredienti:
- 1 tazza di cavolo, strappato
- 500 g di costolette di agnello
- ½ tazza di brodo vegetale a basso contenuto di sodio
- 2 cucchiai di concentrato di pomodoro a basso contenuto di sodio
- 1 cipolla gialla, affettata
- 1 cucchiaio di olio d'oliva
- Un pizzico di pepe nero

Indirizzi:
1. Ungete una teglia con l'olio, disponete all'interno le costolette d'agnello, aggiungete anche il cavolo nero e gli altri ingredienti e mescolate delicatamente.
2. Cuocere tutto a 390 gradi F per 35 minuti, dividere tra i piatti e servire.

Nutrizione: Calorie 275, Grassi 11,8, Fibre 1,4, Carboidrati 7,3, Proteine 33,6

agnello al peperoncino

Tempo di preparazione: 10 minuti.
Tempo di cottura: 45 minuti.
Porzioni: 4

Ingredienti:
- 2 libbre di carne di stufato di agnello, a cubetti
- 1 cucchiaio di olio di avocado
- 1 cucchiaino di peperoncino in polvere
- 1 cucchiaino di paprika piccante
- 2 cipolle rosse, tritate
- 1 tazza di brodo vegetale a basso contenuto di sodio
- ½ tazza di salsa di pomodoro a basso contenuto di sodio
- 1 cucchiaio di coriandolo tritato

Indirizzi:
1. Scaldate una pentola con l'olio a fuoco medio, aggiungete la cipolla e la carne e fate rosolare per 10 minuti.
2. Aggiungere il peperoncino in polvere e tutti gli altri ingredienti tranne il coriandolo, mescolare, portare a ebollizione e cuocere a fuoco medio per altri 35 minuti.
3. Dividi il composto in ciotole e servi con il coriandolo cosparso sopra.

Nutrizione: calorie 463, grassi 17,3, fibre 2,3, carboidrati 8,4, proteine 65,1

Maiale con porri con paprika

Tempo di preparazione: 10 minuti.
Tempo di cottura: 45 minuti.
Porzioni: 4

Ingredienti:
- 2 libbre di maiale brasato, a cubetti grossolani
- 2 porri, affettati
- 2 cucchiai di olio d'oliva
- 2 spicchi d'aglio tritati
- 1 cucchiaino di paprika dolce
- 1 cucchiaio di prezzemolo tritato
- 1 tazza di brodo vegetale a basso contenuto di sodio
- pepe nero a piacere

Indirizzi:
1. Scaldare una padella con l'olio a fuoco medio, aggiungere i porri, l'aglio e la paprika, mescolare e cuocere per 10 minuti.
2. Aggiungere la carne e farla rosolare per altri 5 minuti.
3. Aggiungere gli altri ingredienti, mescolare, cuocere a fuoco medio per 30 minuti, dividere nelle ciotole e servire.

Nutrizione: Calorie 577, Grassi 29,1, Fibre 1,3, Carboidrati 8,2, Proteine 67,5

Braciole di maiale e piselli

Tempo di preparazione: 10 minuti.
Tempo di cottura: 25 minuti.
Porzioni: 4

Ingredienti:
- 4 braciole di maiale
- 2 cucchiai di olio d'oliva
- 2 scalogni, tritati
- 1 tazza di piselli
- 1 tazza di brodo vegetale a basso contenuto di sodio
- 2 cucchiai di concentrato di pomodoro senza sale aggiunto
- 1 cucchiaio di prezzemolo tritato

Indirizzi:
1. Scaldare una padella con l'olio a fuoco medio, aggiungere gli scalogni, mescolare e soffriggere per 5 minuti.
2. Aggiungere le braciole di maiale e scottare per 2 minuti su ciascun lato.
3. Aggiungere il resto degli ingredienti, portare a ebollizione e cuocere a fuoco medio per 15 minuti.
4. Distribuire il composto nei piatti e servire.

Nutrizione: Calorie 357, Grassi 27, Fibra 1.9, Carboidrati 7.7, Proteine 20.7

mais di maiale e menta

Tempo di preparazione: 10 minuti.
Tempo di cottura: 1 ora.
Porzioni: 4

Ingredienti:
- 4 braciole di maiale
- 1 tazza di brodo vegetale a basso contenuto di sodio
- 1 tazza di mais
- 1 cucchiaio di menta tritata
- 1 cucchiaino di paprika dolce
- pepe nero a piacere
- 1 cucchiaio di olio d'oliva

Indirizzi:
1. Mettete le braciole di maiale in una teglia, aggiungete il resto degli ingredienti, mescolate, mettete in forno e cuocete a 180 gradi per 1 ora.
2. Dividi tutto nei piatti e servi.

Nutrizione: Calorie 356, Grassi 14, Fibra 5.4, Carboidrati 11.0, Proteine 1

agnello con aneto

Tempo di preparazione: 10 minuti.
Tempo di cottura: 25 minuti.
Porzioni: 4

Ingredienti:
- Succo di 2 limoni
- 1 cucchiaio di scorza di lime grattugiata
- 1 cucchiaio di aneto tritato
- 2 spicchi d'aglio tritati
- 2 cucchiai di olio d'oliva
- 2 libbre di agnello, a cubetti
- 1 tazza di coriandolo tritato
- pepe nero a piacere

Indirizzi:
1. Scaldare una padella con l'olio a fuoco medio-alto, aggiungere l'aglio e la carne e far rosolare per 4 minuti per lato.
2. Aggiungere il succo di limone e gli altri ingredienti e cuocere per altri 15 minuti mescolando spesso.
3. Dividi tutto nei piatti e servi.

Nutrizione: Calorie 370, Grassi 11,7, Fibre 4,2, Carboidrati 8,9, Proteine 20

Braciole di maiale con pimento e olive

Tempo di preparazione: 10 minuti.
Tempo di cottura: 35 minuti.
Porzioni: 4

Ingredienti:
- 4 braciole di maiale
- 2 cucchiai di olio d'oliva
- 1 tazza di olive kalamata, snocciolate e tagliate a metà
- 1 cucchiaino di pimento, macinato
- ¼ tazza di latte di cocco
- 1 cipolla gialla tritata
- 1 cucchiaio di erba cipollina tritata

Indirizzi:
1. Scaldate una padella con l'olio a fuoco medio, aggiungete la cipolla e la carne e fate rosolare per 4 minuti per lato.
2. Aggiungere il resto degli ingredienti, mescolare delicatamente, infornare e cuocere a 180°C per altri 25 minuti.
3. Dividi tutto nei piatti e servi.

Nutrizione: Calorie 290, Grassi 10, Fibra 4.4, Carboidrati 7.8, Proteine 22

Costolette di agnello all'italiana

Tempo di preparazione: 10 minuti.
Tempo di cottura: 30 minuti.
Porzioni: 4

Ingredienti:
- 4 costolette di agnello
- 1 cucchiaio di origano tritato
- 1 cucchiaio di olio d'oliva
- 1 cipolla gialla tritata
- 2 cucchiai di parmigiano magro grattugiato
- 1/3 di brodo vegetale a basso contenuto di sodio
- pepe nero a piacere
- 1 cucchiaino di condimento italiano

Indirizzi:
1. Scaldare una padella con l'olio a fuoco medio-alto, aggiungere le costolette di agnello e la cipolla e rosolare per 4 minuti su ciascun lato.
2. Aggiungere il resto degli ingredienti tranne il formaggio e mescolare.
3. Cospargere di formaggio, mettere la teglia in forno e cuocere a 350 gradi F per 20 minuti.
4. Dividi tutto nei piatti e servi.

Nutrizione: Calorie 280, Grassi 17, Fibra 5.5, Carboidrati 11.2, Proteine 14

Riso con carne di maiale e origano

Tempo di preparazione: 10 minuti.
Tempo di cottura: 35 minuti.
Porzioni: 4

Ingredienti:
- 1 cucchiaio di olio d'oliva
- Carne di stufato di maiale da 1 libbra, a cubetti
- 1 cucchiaio di origano tritato
- 1 tazza di riso bianco
- 2 tazze di brodo di pollo a basso contenuto di sodio
- pepe nero a piacere
- 2 spicchi d'aglio tritati
- Succo di ½ limone
- 1 cucchiaio di coriandolo tritato

Indirizzi:
1. Scaldate una pentola con l'olio a fuoco medio, aggiungete la carne e l'aglio e fate rosolare per 5 minuti.
2. Aggiungere il riso, il brodo e gli altri ingredienti, portare a ebollizione e cuocere a fuoco medio per 30 minuti.
3. Dividi tutto nei piatti e servi.

Nutrizione: Calorie 330, Grassi 13, Fibre 5.2, Carboidrati 13.4, Proteine 22.2

Gnocchi di maiale

Tempo di preparazione: 10 minuti.
Tempo di cottura: 30 minuti.
Porzioni: 4

Ingredienti:
- 3 cucchiai di farina di mandorle
- 2 cucchiai di olio di avocado
- 2 uova sbattute
- pepe nero a piacere
- 2 chili di maiale, macinato
- 1 cucchiaio di coriandolo tritato
- 10 once di salsa di pomodoro in scatola, senza sale aggiunto

Indirizzi:
1. In una ciotola unire la carne di maiale con la farina e gli altri ingredienti tranne la salsa e l'olio, mescolare bene e formare con questo composto delle polpette di media grandezza.
2. Scaldate una padella con l'olio a fuoco medio, aggiungete le polpette e fatele rosolare per 3 minuti per lato, aggiungete la salsa, mescolate delicatamente, portate a ebollizione e cuocete a fuoco medio per altri 20 minuti.
3. Dividete il tutto nelle ciotole e servite.

Nutrizione: Calorie 332, Grassi 18, Fibre 4, Carboidrati 14,3, Proteine 25

Carne di maiale e indivia

Tempo di preparazione: 10 minuti.
Tempo di cottura: 35 minuti.
Porzioni: 4

Ingredienti:
- Carne di stufato di maiale da 1 libbra, a cubetti
- 2 indivie, affettate e grattugiate
- 1 tazza di brodo di manzo a basso contenuto di sodio
- 1 cucchiaino di peperoncino in polvere
- Un pizzico di pepe nero
- 1 cipolla rossa tritata
- 1 cucchiaio di olio d'oliva

Indirizzi:
1. Scaldare una padella con l'olio a fuoco medio, aggiungere la cipolla e l'indivia, mescolare e cuocere per 5 minuti.
2. Aggiungere la carne, mescolare e cuocere per altri 5 minuti.
3. Aggiungere il resto degli ingredienti, portare a ebollizione e cuocere a fuoco medio per altri 25 minuti.
4. Dividi tutto nei piatti e servi.

Nutrizione: Calorie 330, Grassi 12,6, Fibre 4,2, Carboidrati 10, Proteine 22

Ravanello di maiale ed erba cipollina

Tempo di preparazione: 10 minuti.
Tempo di cottura: 35 minuti.
Porzioni: 4

Ingredienti:
- 1 tazza di ravanelli, a cubetti
- Carne di stufato di maiale da 1 libbra, a cubetti
- 1 cucchiaio di olio d'oliva
- 1 cipolla rossa tritata
- 1 tazza di pomodori in scatola, senza sale aggiunto, schiacciati
- 1 cucchiaio di erba cipollina tritata
- 2 spicchi d'aglio tritati
- pepe nero a piacere
- 1 cucchiaino di aceto balsamico

Indirizzi:
1. Scaldare una padella con l'olio a fuoco medio, aggiungere la cipolla e l'aglio, mescolare e cuocere per 5 minuti.
2. Aggiungere la carne e rosolare per altri 5 minuti.
3. Aggiungere i ravanelli e gli altri ingredienti, portare a ebollizione e cuocere a fuoco medio per altri 25 minuti.
4. Dividete il tutto nelle ciotole e servite.

Nutrizione: calorie 274, grassi 14, fibre 3,5, carboidrati 14,8, proteine 24,1

Polpette di spinaci alla menta saltate

Tempo di preparazione: 10 minuti.
Tempo di cottura: 25 minuti.
Porzioni: 4

Ingredienti:
- Stufato di maiale macinato da 1 libbra
- 1 cipolla gialla tritata
- 1 uovo sbattuto
- 1 cucchiaio di menta tritata
- pepe nero a piacere
- 2 spicchi d'aglio tritati
- 2 cucchiai di olio d'oliva
- 1 tazza di pomodorini, dimezzati
- 1 tazza di spinaci novelli
- ½ tazza di brodo vegetale a basso contenuto di sodio

Indirizzi:

1. In una ciotola unire la carne con la cipolla e gli altri ingredienti tranne l'olio, i pomodorini e gli spinaci, mescolare bene e formare con questo composto delle polpette medie.
2. Scaldare una padella con l'olio d'oliva a fuoco medio-alto, aggiungere le polpette e cuocere per 5 minuti per lato.
3. Aggiungere gli spinaci, i pomodori e il brodo, mescolare, far sobbollire il tutto per 15 minuti.
4. Dividete il tutto nelle ciotole e servite.

Nutrizione: Calorie 320, Grassi 13,4, Fibre 6, Carboidrati 15,8, Proteine 12

Polpette e salsa di cocco

Tempo di preparazione: 10 minuti.
Tempo di cottura: 20 minuti.
Porzioni: 4

Ingredienti:
- 2 chili di maiale, macinato
- pepe nero a piacere
- ¾ tazza di farina di mandorle
- 2 uova sbattute
- 1 cucchiaio di prezzemolo tritato
- 2 cipolle rosse tritate
- 2 cucchiai di olio d'oliva
- ½ tazza di crema di cocco
- pepe nero a piacere

Indirizzi:
1. In una ciotola mescolate la carne di maiale con la farina di mandorle e gli altri ingredienti tranne la cipolla, l'olio e la panna, mescolate bene e con questo composto formate delle polpette di media grandezza.
2. Scaldare una padella con l'olio a fuoco medio, aggiungere le cipolle, mescolare e soffriggere per 5 minuti.
3. Aggiungere le polpette e cuocere per altri 5 minuti.
4. Aggiungere la crema di cocco, portare a ebollizione, cuocere per altri 10 minuti, dividere nelle ciotole e servire.

Nutrizione: Calorie 435, Grassi 23, Fibre 14, Carboidrati 33,2, Proteine 12,65

Lenticchie e Maiale con Curcuma

Tempo di preparazione: 10 minuti.
Tempo di cottura: 25 minuti.
Porzioni: 4

Ingredienti:
- Carne di stufato di maiale da 1 libbra, a cubetti
- ½ tazza di salsa di pomodoro, senza sale aggiunto
- 1 cipolla gialla tritata
- 2 cucchiai di olio d'oliva
- 1 tazza di lenticchie in scatola, senza sale aggiunto, scolate
- 1 cucchiaino di curry in polvere
- 1 cucchiaino di curcuma in polvere
- pepe nero a piacere

Indirizzi:
1. Scaldate una padella con l'olio a fuoco medio-alto, aggiungete la cipolla e la carne e fate rosolare per 5 minuti.
2. Aggiungere la salsa e gli altri ingredienti, mescolare, cuocere a fuoco medio per 20 minuti, suddividere il tutto nelle ciotole e servire.

Nutrizione: Calorie 367, Grassi 23, Fibra 6.9, Carboidrati 22.1, Proteine 22

Agnello saltato

Tempo di preparazione: 10 minuti.
Tempo di cottura: 25 minuti.
Porzioni: 4

Ingredienti:
- Agnello macinato da 1 libbra
- 1 cucchiaio di olio di avocado
- 1 peperone rosso tagliato a listarelle
- 1 cipolla rossa affettata
- 2 pomodori, a dadini
- 1 carota a cubetti
- 2 finocchi affettati
- pepe nero a piacere
- 2 cucchiai di aceto balsamico
- 1 cucchiaio di coriandolo tritato

Indirizzi:
1. Scaldate una padella con l'olio a fuoco medio-alto, aggiungete la cipolla e la carne e fate rosolare per 5 minuti.
2. Aggiungere il peperone e gli altri ingredienti, mescolare, cuocere a fuoco medio per altri 20 minuti, dividere nelle ciotole e servire subito.

Nutrizione: Calorie 367, Grassi 14,3, Fibre 4,3, Carboidrati 15,8, Proteine 16

Maiale con Barbabietola

Tempo di preparazione: 10 minuti.
Tempo di cottura: 30 minuti.
Porzioni: 4

Ingredienti:
- 1 libbra di maiale, a cubetti
- 2 barbabietole piccole, sbucciate e tagliate a dadini
- 2 cucchiai di olio d'oliva
- 1 cipolla gialla tritata
- 2 spicchi d'aglio tritati
- Sale e pepe nero a piacere
- ½ tazza di crema di cocco.

Indirizzi:
1. Scaldare una padella con l'olio a fuoco medio-alto, aggiungere la cipolla e l'aglio, mescolare e cuocere per 5 minuti.
2. Aggiungere la carne e rosolare per altri 5 minuti.
3. Aggiungere il resto degli ingredienti, portare a ebollizione e cuocere a fuoco medio per 20 minuti.
4. Distribuire il composto nei piatti e servire.

Nutrizione: Calorie 311, Grassi 14,3, Fibre 4,5, Carboidrati 15,2, Proteine 17

agnello e cavolo

Tempo di preparazione: 10 minuti.
Tempo di cottura: 35 minuti.
Porzioni: 4

Ingredienti:
- 2 cucchiai di olio di avocado
- 1 chilo di carne di stufato di agnello, a cubetti grossolani
- 1 cavolo verde, tritato
- 1 tazza di pomodori in scatola, senza sale aggiunto, tritati
- 1 cipolla gialla tritata
- 1 cucchiaino di timo essiccato
- pepe nero a piacere
- 2 spicchi d'aglio tritati

1. **Indirizzi:**
2. Scaldare una padella con l'olio a fuoco medio-alto, aggiungere la cipolla e l'aglio e soffriggere per 5 minuti.
3. Aggiungere la carne e rosolare per altri 5 minuti.
4. Aggiungere il resto degli ingredienti, mescolare, portare a ebollizione e cuocere a fuoco medio per altri 25 minuti.
5. Dividi tutto nei piatti e servi.

Nutrizione: Calorie 325, Grassi 11, Fibra 6.1, Carboidrati 11.7, Proteine 16

Agnello con mais e gombo

Tempo di preparazione: 10 minuti.
Tempo di cottura: 30 minuti.
Porzioni: 4

Ingredienti:
- 1 chilo di carne di stufato di agnello, a cubetti grossolani
- 1 cipolla gialla tritata
- 2 spicchi d'aglio tritati
- 2 cucchiai di olio di avocado
- 1 tazza di gombo, tritato
- 1 tazza di mais
- 1 tazza di brodo vegetale a basso contenuto di sodio
- 1 cucchiaio di prezzemolo tritato

Indirizzi:
1. Scaldare una padella con l'olio a fuoco medio-alto, aggiungere la cipolla e l'aglio, mescolare e soffriggere per 5 minuti.
2. Aggiungere la carne, mescolare e cuocere per altri 5 minuti.
3. Aggiungere il resto degli ingredienti, mescolare, portare a ebollizione e cuocere a fuoco medio per 20 minuti.
4. Dividete il tutto nelle ciotole e servite.

Nutrizione: Calorie 314, Grassi 12, Fibra 4.4, Carboidrati 13.3, Proteine 17

Maiale con senape e dragoncello

Tempo di preparazione: 10 minuti.
Tempo di cottura: 8 ore.
Porzioni: 4

Ingredienti:
- 2 libbre di arrosto di maiale, a fette
- 2 cucchiai di olio d'oliva
- pepe nero a piacere
- 1 cucchiaio di dragoncello tritato
- 2 scalogni, tritati
- 1 tazza di brodo vegetale a basso contenuto di sodio
- 1 cucchiaio di timo tritato
- 1 cucchiaio di senape

Indirizzi:
1. In una pentola a cottura lenta, unire l'arrosto con pepe nero e altri ingredienti, coprire e cuocere a fuoco basso per 8 ore.
2. Dividere l'arrosto di maiale nei piatti, condire la salsa di senape su tutti i lati e servire.

Nutrizione: Calorie 305, Grassi 14,5, Fibre 5,4, Carboidrati 15,7, Proteine 18

Maiale con germogli e capperi

Tempo di preparazione: 10 minuti.
Tempo di cottura: 35 minuti.
Porzioni: 4

Ingredienti:
- 2 cucchiai di olio d'oliva
- 1 tazza di brodo vegetale a basso contenuto di sodio
- 2 cucchiai di capperi, scolati
- 500 g di braciole di maiale
- 1 tazza di germogli di soia
- 1 cipolla gialla, tagliata a spicchi
- pepe nero a piacere

Indirizzi:
1. Scaldate una padella con l'olio a fuoco medio-alto, aggiungete la cipolla e la carne e fate rosolare per 5 minuti.
2. Aggiungere il resto degli ingredienti, mettere la teglia in forno e infornare a 180°C per 30 minuti.
3. Dividi tutto nei piatti e servi.

Nutrizione: calorie 324, grassi 12,5, fibre 6,5, carboidrati 22,2, proteine 15,6

Maiale con cavoletti di Bruxelles

Tempo di preparazione: 10 minuti.
Tempo di cottura: 35 minuti.
Porzioni: 4

Ingredienti:

- 2 libbre di maiale per spezzatino, a cubetti
- ¼ di tazza di salsa di pomodoro a basso contenuto di sodio
- pepe nero a piacere
- ½ libbra di cavoletti di Bruxelles, dimezzati
- 1 cucchiaio di olio d'oliva
- 2 erba cipollina tritata
- 1 cucchiaio di coriandolo tritato

Indirizzi:

1. Scaldare una padella con l'olio a fuoco medio-alto, aggiungere le cipolle e i germogli e far rosolare per 5 minuti.
2. Aggiungere la carne e gli altri ingredienti, portare a ebollizione e cuocere a fuoco medio per altri 30 minuti.
3. Dividi tutto nei piatti e servi.

Nutrizione: calorie 541, grassi 25,6, fibre 2,6, carboidrati 6,5, proteine 68,7

Mix di maiale caldo e fagiolini

Tempo di preparazione: 10 minuti.
Tempo di cottura: 20 minuti.
Porzioni: 4

Ingredienti:
- 1 cipolla gialla tritata
- 2 libbre di maiale, tagliate a listarelle
- ½ chilo di fagiolini, mondati e tagliati a metà
- 1 peperone rosso tritato
- pepe nero a piacere
- 1 cucchiaio di olio d'oliva
- ¼ tazza di peperoncino rosso tritato
- 1 tazza di brodo vegetale a basso contenuto di sodio

Indirizzi:
1. Scaldare una padella con l'olio a fuoco medio-alto, aggiungere la cipolla e soffriggere per 5 minuti.
2. Aggiungere la carne e rosolare per altri 5 minuti.
3. Aggiungere il resto degli ingredienti, mescolare, cuocere per 10 minuti a fuoco medio, distribuire nei piatti e servire.

Nutrizione: Calorie 347, Grassi 24,8, Fibre 3,3, Carboidrati 18,1, Proteine 15,2

agnello con quinoa

Tempo di preparazione: 10 minuti.
Tempo di cottura: 30 minuti.
Porzioni: 4

Ingredienti:
   1 tazza di quinoa
   2 tazze di brodo di pollo a basso contenuto di sodio
   1 cucchiaio di olio d'oliva
   1 tazza di crema di cocco
   2 libbre di carne di stufato di agnello, a cubetti
   2 scalogni, tritati
   2 spicchi d'aglio tritati
   pepe nero a piacere
   Un pizzico di scaglie di peperoncino tritato

Indirizzi:
1. Scaldate una pentola con l'olio a fuoco medio-alto, aggiungete lo scalogno e l'aglio, mescolate e fate soffriggere per 5 minuti.
2. Aggiungere la carne e rosolare per altri 5 minuti.
3. Aggiungere il resto degli ingredienti, mescolare, portare a ebollizione, ridurre la fiamma a media e cuocere per 20 minuti.
4. Dividi le ciotole e servi.

Nutrizione: Calorie 755, Grassi 37, Fibre 4.4, Carboidrati 32, Proteine 71.8

Panino di agnello e bok choy

Tempo di preparazione: 10 minuti.
Tempo di cottura: 30 minuti.
Porzioni: 4

Ingredienti:
- 1 tazza di brodo di pollo a basso contenuto di sodio
- 1 tazza di cavolo cinese, strappato
- 1 chilo di carne di stufato di agnello, a cubetti grossolani
- 2 cucchiai di olio di avocado
- 1 cipolla gialla tritata
- 1 carota tritata
- pepe nero a piacere

Indirizzi:
1. Scaldare una padella con l'olio a fuoco medio-alto, aggiungere la cipolla e la carota e soffriggere per 5 minuti.
2. Aggiungere la carne e rosolare per altri 5 minuti.
3. Aggiungere il resto degli ingredienti, portare a ebollizione e cuocere a fuoco medio per 20 minuti.
4. Dividi tutto nei piatti e servi.

Nutrizione: Calorie 360, Grassi 14,5, Fibre 5, Carboidrati 22,4, Proteine 16

Maiale con gombo e olive

Tempo di preparazione: 10 minuti.
Tempo di cottura: 35 minuti.
Porzioni: 4

Ingredienti:
- ½ tazza di brodo vegetale a basso contenuto di sodio
- 1 tazza di gombo, tritato
- 1 tazza di olive nere, snocciolate e tagliate a metà
- 2 cucchiai di olio d'oliva
- 4 braciole di maiale
- 1 cipolla rossa, tagliata a spicchi
- pepe nero a piacere
- ½ cucchiaio di fiocchi di peperoncino
- 3 cucchiai di aminoacidi al cocco

Indirizzi:
1. Ungete una teglia con l'olio e adagiatevi le braciole di maiale.
2. Aggiungere il resto degli ingredienti, mescolare delicatamente e infornare a 180°C per 35 minuti.
3. Dividi tutto nei piatti e servi.

Nutrizione: Calorie 310, Grassi 14,6, Fibre 6, Carboidrati 20,4, Proteine 16

Orzo di Maiale e Capperi

Tempo di preparazione: 10 minuti.
Tempo di cottura: 35 minuti.
Porzioni: 4

Ingredienti:
- 1 tazza di orzo
- 2 tazze di brodo di pollo a basso contenuto di sodio
- Carne di stufato di maiale da 1 libbra, a cubetti
- 1 cipolla rossa affettata
- 1 cucchiaio di olio d'oliva
- pepe nero a piacere
- 1 cucchiaino di fieno greco in polvere
- 1 cucchiaio di erba cipollina tritata
- 1 cucchiaio di capperi, scolati

Indirizzi:
1. Scaldate una padella con l'olio a fuoco medio-alto, aggiungete la cipolla e la carne e fate rosolare per 5 minuti.
2. Aggiungere l'orzo e gli altri ingredienti, mescolare, cuocere a fuoco medio per 30 minuti.
3. Dividete il tutto nelle ciotole e servite.

Nutrizione: Calorie 447, Grassi 15,6, Fibre 8,6, Carboidrati 36,5, Proteine 39,8

Miscela di carne di maiale e cipolle verdi

Tempo di preparazione: 10 minuti.
Tempo di cottura: 40 minuti.
Porzioni: 5

Ingredienti:
- 1 libbra di maiale, a cubetti
- 1 cucchiaio di olio di avocado
- 1 cipolla gialla tritata
- 1 mazzetto di cipolla verde tritata
- 4 spicchi d'aglio, tritati
- 1 tazza di salsa di pomodoro a basso contenuto di sodio
- pepe nero a piacere

Indirizzi:
1. Scaldare una padella con l'olio a fuoco medio-alto, aggiungere la cipolla e lo scalogno, mescolare e cuocere per 5 minuti.
2. Aggiungere la carne, mescolare e cuocere per altri 5 minuti.
3. Aggiungere il resto degli ingredienti, mescolare e cuocere a fuoco medio per altri 30 minuti.
4. Dividete il tutto nelle ciotole e servite.

Nutrizione: Calorie 206, Grassi 8,6, Fibre 1,8, Carboidrati 7,2, Proteine 23,4

Maiale Noce Moscata e Fagioli Neri

Tempo di preparazione: 5 minuti.
Tempo di cottura: 40 minuti.
Porzioni: 8

Ingredienti:
- 2 cucchiai di olio d'oliva
- 1 tazza di fagioli neri in scatola, senza sale aggiunto, scolati
- 1 cipolla gialla tritata
- 1 tazza di pomodori in scatola, senza sale aggiunto, tritati
- 2 libbre di maiale per spezzatino, a cubetti
- 2 spicchi d'aglio tritati
- pepe nero a piacere
- ½ cucchiaino di noce moscata macinata

Indirizzi:
1. Scaldare una padella con l'olio a fuoco medio, aggiungere la cipolla e l'aglio e soffriggere per 5 minuti.
2. Aggiungere la carne, mescolare e cuocere per altri 5 minuti.
3. Aggiungere il resto degli ingredienti, mescolare, portare a ebollizione e cuocere a fuoco medio per 30 minuti.
4. Dividete il composto in ciotole e servite.

Nutrizione: Calorie 365, Grassi 14,9, Fibre 4,3, Carboidrati 17,6, Proteine 38,8

insalata di salmone e pesche

Tempo di preparazione: 10 minuti.
Tempo di cottura: 0 minuti.
Porzioni: 4

Ingredienti:
- 2 filetti di salmone affumicato, disossati, senza pelle e a cubetti
- 2 pesche, snocciolate e a cubetti
- 1 cucchiaino di olio d'oliva
- Un pizzico di pepe nero
- 2 tazze di spinaci novelli
- ½ cucchiaio di aceto balsamico
- 1 cucchiaio di succo di limone
- 1 cucchiaio di coriandolo tritato

Indirizzi:
1. In un'insalatiera unire il salmone con le pesche e gli altri ingredienti, mescolare e servire freddo.

Nutrizione: Calorie 133, Grassi 7.1, Fibre 1.5, Carboidrati 8.2, Proteine 1.7

Capperi salmone e aneto

Tempo di preparazione: 10 minuti.
Tempo di cottura: 15 minuti.
Porzioni: 4

Ingredienti:
- 2 cucchiai di olio d'oliva
- 4 filetti di salmone, disossati
- 1 cucchiaio di capperi, scolati
- 1 cucchiaio di aneto tritato
- 1 scalogno tritato
- ½ tazza di crema di cocco
- Un pizzico di pepe nero

Indirizzi:
1. Scaldate una padella con l'olio a fuoco medio-alto, aggiungete lo scalogno ei capperi, mescolate e fate soffriggere per 4 minuti.
2. Aggiungere il salmone e cuocere 3 minuti per lato.
3. Aggiungere il resto degli ingredienti, cuocere il tutto per altri 5 minuti, dividere nei piatti e servire.

Nutrizione: Calorie 369, Grassi 25,2, Fibre 0,9, Carboidrati 2,7, Proteine 35,5

Insalata di salmone e cetrioli

Tempo di preparazione: 10 minuti.
Tempo di cottura: 0 minuti.
Porzioni: 4

Ingredienti:
- 2 cucchiai di olio d'oliva
- ½ cucchiaino di succo di limone
- ½ cucchiaino di scorza di limone grattugiata
- Un pizzico di pepe nero
- 1 tazza di olive nere, snocciolate e tagliate a metà
- 1 tazza di cetriolo a cubetti
- ½ libbra di salmone affumicato, disossato e tagliato a cubetti
- 1 cucchiaio di erba cipollina tritata

Indirizzi:
1. In un'insalatiera unire il salmone con le olive e gli altri ingredienti, mescolare e servire.

Nutrizione: Calorie 170, Grassi 13,1, Fibre 1,3, Carboidrati 3,2, Proteine 10,9

Tonno e Scalogno

Tempo di preparazione: 10 minuti.
Tempo di cottura: 15 minuti.
Porzioni: 4

Ingredienti:
- 4 bistecche di tonno, disossate e senza pelle
- 1 cucchiaio di olio d'oliva
- 2 scalogni, tritati
- 2 cucchiai di succo di lime
- Un pizzico di pepe nero
- 1 cucchiaino di paprika dolce
- ½ tazza di brodo di pollo a basso contenuto di sodio

Indirizzi:
1. Scaldare una padella con l'olio a fuoco medio-alto, aggiungere lo scalogno e soffriggere per 3 minuti.
2. Aggiungere il pesce e cuocere per 4 minuti per lato.
3. Aggiungere il resto degli ingredienti, cuocere il tutto per altri 3 minuti, dividere nei piatti e servire.

Nutrizione: calorie 404, grassi 34,6, fibre 0,3, carboidrati 3, proteine 21,4

mix di baccalà alla menta

Tempo di preparazione: 10 minuti.
Tempo di cottura: 17 minuti.
Porzioni: 4

Ingredienti:
- 2 cucchiai di olio d'oliva
- 1 cucchiaio di succo di limone
- 1 cucchiaio di menta tritata
- 4 filetti di merluzzo disossati
- 1 cucchiaino di scorza di limone grattugiata
- Un pizzico di pepe nero
- ¼ tazza di scalogno tritato
- ½ tazza di brodo di pollo a basso contenuto di sodio

Indirizzi:
1. Scaldare una padella con l'olio a fuoco medio, aggiungere gli scalogni, mescolare e soffriggere per 5 minuti.
2. Aggiungere il merluzzo, il succo di limone e gli altri ingredienti, portare a ebollizione e cuocere a fuoco medio per 12 minuti.
3. Dividi tutto nei piatti e servi.

Nutrizione: Calorie 160, Grassi 8,1, Fibre 0,2, Carboidrati 2, Proteine 20,5

Merluzzo e Pomodori

Tempo di preparazione: 10 minuti.
Tempo di cottura: 16 minuti.
Porzioni: 4

Ingredienti:
- 2 cucchiai di olio d'oliva
- 2 spicchi d'aglio tritati
- ½ tazza di brodo vegetale a basso contenuto di sodio
- 4 filetti di merluzzo disossati
- 1 tazza di pomodorini, dimezzati
- 2 cucchiai di succo di lime
- Un pizzico di pepe nero
- 1 cucchiaio di erba cipollina tritata

Indirizzi:
1. Scaldare una padella con l'olio a fuoco medio-alto, aggiungere l'aglio e il pesce e cuocere per 3 minuti per lato.
2. Aggiungere il resto degli ingredienti, portare a ebollizione e cuocere a fuoco medio per altri 10 minuti.
3. Dividi tutto nei piatti e servi.

Nutrizione: Calorie 169, Grassi 8.1, Fibre 0.8, Carboidrati 4.7, Proteine 20.7

Tonno alla paprika

Tempo di preparazione: 4 minuti.
Tempo di cottura: 10 minuti.
Porzioni: 4

Ingredienti:
- 2 cucchiai di olio d'oliva
- 4 bistecche di tonno, disossate
- 2 cucchiaini di paprika dolce
- ½ cucchiaino di peperoncino in polvere
- Un pizzico di pepe nero

Indirizzi:
1. Scaldare una padella con l'olio a fuoco medio-alto, aggiungere i tranci di tonno, condire con paprika, pepe nero e peperoncino in polvere, cuocere 5 minuti per lato, dividere nei piatti e servire con una guarnizione.

Nutrizione: calorie 455, grassi 20,6, fibre 0,5, carboidrati 0,8, proteine 63,8

merluzzo all'arancia

Tempo di preparazione: 5 minuti.
Tempo di cottura: 12 minuti.
Porzioni: 4

Ingredienti:
- 1 cucchiaio di prezzemolo tritato
- 4 filetti di merluzzo disossati
- 1 tazza di succo d'arancia
- 2 erba cipollina tritata
- 1 cucchiaino di scorza d'arancia
- 1 cucchiaio di olio d'oliva
- 1 cucchiaino di aceto balsamico
- Un pizzico di pepe nero

Indirizzi:
1. Scaldare una padella con l'olio a fuoco medio, aggiungere i cipollotti e soffriggere per 2 minuti.
2. Unite il pesce e gli altri ingredienti, cuocete 5 minuti per lato, distribuite il tutto nei piatti e servite.

Nutrizione: calorie 152, grassi 4,7, fibre 0,4, carboidrati 7,2, proteine 20,6

Salmone al basilico

Tempo di preparazione: 5 minuti.
Tempo di cottura: 14 minuti.
Porzioni: 4

Ingredienti:
- 2 cucchiai di olio d'oliva
- 4 filetti di salmone, senza pelle
- 2 spicchi d'aglio tritati
- Un pizzico di pepe nero
- 2 cucchiai di aceto balsamico
- 2 cucchiai di basilico tritato

Indirizzi:
1. Scaldare una padella con l'olio d'oliva, aggiungere il pesce e cuocere per 4 minuti per lato.
2. Aggiungere il resto degli ingredienti, cuocere il tutto per altri 6 minuti.
3. Dividi tutto nei piatti e servi.

Nutrizione: calorie 300, grassi 18, fibre 0,1, carboidrati 0,6, proteine 34,7

Merluzzo e Salsa Bianca

Tempo di preparazione: 10 minuti.
Tempo di cottura: 15 minuti.
Porzioni: 4

Ingredienti:
- 2 cucchiai di olio d'oliva
- 4 filetti di merluzzo, disossati e senza pelle
- 1 scalogno tritato
- ½ tazza di crema di cocco
- 3 cucchiai di yogurt scremato
- 2 cucchiai di aneto tritato
- Un pizzico di pepe nero
- 1 spicchio d'aglio tritato

Indirizzi:
1. Scaldare una padella con l'olio a fuoco medio, aggiungere lo scalogno e soffriggere per 5 minuti.
2. Aggiungere il pesce e gli altri ingredienti e cuocere per altri 10 minuti.
3. Dividi tutto nei piatti e servi.

Nutrizione: Calorie 252, Grassi 15,2, Fibre 0,9, Carboidrati 7,7, Proteine 22,3

Mix di halibut e ravanello

Tempo di preparazione: 10 minuti.
Tempo di cottura: 15 minuti.
Porzioni: 4

Ingredienti:
- 2 scalogni, tritati
- 4 filetti di halibut, disossati
- 1 tazza di ravanelli, tagliati a metà
- 1 tazza di pomodori a dadini
- 1 cucchiaio di olio d'oliva
- 1 cucchiaio di coriandolo tritato
- 2 cucchiaini di succo di limone
- Un pizzico di pepe nero

Indirizzi:
1. Ungete una teglia con l'olio e adagiatevi il pesce.
2. Aggiungere il resto degli ingredienti, infornare e cuocere a 200 gradi per 15 minuti.
3. Dividi tutto nei piatti e servi.

Nutrizione: Calorie 231, Grassi 7,8, Fibre 6, Carboidrati 11,9, Proteine 21,1

Mix di salmone e mandorle

Tempo di preparazione: 10 minuti.
Tempo di cottura: 15 minuti.
Porzioni: 4

Ingredienti:
- 2 cucchiai di olio d'oliva
- ½ tazza di mandorle tritate
- 4 filetti di salmone, disossati
- 1 scalogno tritato
- ½ tazza di brodo vegetale a basso contenuto di sodio
- 2 cucchiai di prezzemolo tritato
- pepe nero a piacere

Indirizzi:
1. Scaldare una padella con l'olio a fuoco medio, aggiungere lo scalogno e soffriggere per 4 minuti.
2. Aggiungere il salmone e gli altri ingredienti, cuocere 5 minuti per lato, dividere nei piatti e servire.

Nutrizione: Calorie 240, Grassi 6,4, Fibre 2,6, Carboidrati 11,4, Proteine 15

Merluzzo e Broccoli

Tempo di preparazione: 10 minuti.
Tempo di cottura: 20 minuti.
Porzioni: 4

Ingredienti:
- 2 cucchiai di aminoacidi di cocco
- 1 chilo di cimette di broccoli
- 4 filetti di merluzzo disossati
- 1 cipolla rossa tritata
- 2 cucchiai di olio d'oliva
- ¼ di tazza di brodo di pollo a basso contenuto di sodio
- pepe nero a piacere

Indirizzi:
1. Scaldare una padella con l'olio a fuoco medio, aggiungere la cipolla e i broccoli e cuocere per 5 minuti.
2. Unite il pesce e gli altri ingredienti, fate cuocere per altri 20 minuti, distribuite il tutto nei piatti e servite.

Nutrizione: Calorie 220, Grassi 14,3, Fibre 6,3, Carboidrati 16,2, Proteine 9

Mix di branzino allo zenzero

Tempo di preparazione: 10 minuti.
Tempo di cottura: 15 minuti.
Porzioni: 4

Ingredienti:
- 1 cucchiaio di aceto balsamico
- 1 cucchiaio di zenzero grattugiato
- 2 cucchiai di olio d'oliva
- pepe nero a piacere
- 4 filetti di branzino disossati
- 1 cucchiaio di coriandolo tritato

Indirizzi:
1. Scaldare una padella con l'olio a fuoco medio, aggiungere il pesce e cuocere per 5 minuti per lato.
2. Aggiungere il resto degli ingredienti, cuocere il tutto per altri 5 minuti, dividere il tutto nei piatti e servire.

Nutrizione: Calorie 267, Grassi 11,2, Fibre 5,2, Carboidrati 14,3, Proteine 14,3

Salmone e fagiolini

Tempo di preparazione: 10 minuti.
Tempo di cottura: 20 minuti.
Porzioni: 4

Ingredienti:
- 2 cucchiai di olio d'oliva
- 1 tazza di brodo di pollo a basso contenuto di sodio
- 4 filetti di salmone, disossati
- 2 spicchi d'aglio tritati
- 1 cucchiaio di zenzero grattugiato
- ½ chilo di fagiolini, mondati e tagliati a metà
- 2 cucchiaini di aceto balsamico
- ¼ di tazza di erba cipollina tritata

Indirizzi:
1. Scaldare una padella con l'olio a fuoco medio, aggiungere il cipollotto e l'aglio e soffriggere per 5 minuti.
2. Aggiungere il salmone e farlo cuocere per 5 minuti per lato.
3. Aggiungere il resto degli ingredienti, cuocere il tutto per altri 5 minuti, dividere nei piatti e servire.

Nutrizione: Calorie 220, Grassi 11,6, Fibre 2, Carboidrati 17,2, Proteine 9,3

Mix di pollo e lenticchie

Tempo di preparazione: 10 minuti.
Tempo di cottura: 25 minuti.
Porzioni: 4

Ingredienti:
- 1 tazza di pomodori in scatola, senza sale aggiunto, tritati
- pepe nero a piacere
- 1 cucchiaio di pasta di chipotle
- Petto di pollo da 1 libbra, senza pelle, disossato e tagliato a cubetti
- 2 tazze di lenticchie in scatola, senza sale aggiunto, scolate e sciacquate
- ½ cucchiaio di olio d'oliva
- 1 cipolla gialla tritata
- 2 cucchiai di coriandolo tritato

Indirizzi:
1. Scaldare una padella con l'olio a fuoco medio, aggiungere la cipolla e la pasta di chipotle, mescolare e soffriggere per 5 minuti.
2. Aggiungere il pollo, mescolare e rosolare per 5 minuti.
3. Aggiungere il resto degli ingredienti, mescolare, cuocere il tutto per 15 minuti, dividere nelle ciotole e servire.

Nutrizione: Calorie 369, Grassi 17,6, Fibre 9, Carboidrati 44,8, Proteine 23,5

Pollo e cavolfiore

Tempo di preparazione: 5 minuti.
Tempo di cottura: 25 minuti.
Porzioni: 4

Ingredienti:
- Petto di pollo da 1 libbra, senza pelle, disossato e tagliato a cubetti
- 2 tazze di cimette di cavolfiore
- 1 cucchiaio di olio d'oliva
- 1 cipolla rossa tritata
- 1 cucchiaio di aceto balsamico
- ½ tazza di peperone rosso tritato
- Un pizzico di pepe nero
- 2 spicchi d'aglio tritati
- ½ tazza di brodo di pollo a basso contenuto di sodio
- 1 tazza di pomodori in scatola, senza sale aggiunto, tritati

Indirizzi:
1. Scaldate una padella con l'olio a fuoco medio-alto, aggiungete la cipolla, l'aglio e la carne e fate rosolare per 5 minuti.
2. Aggiungere il resto degli ingredienti, mescolare e cuocere a fuoco medio per 20 minuti.
3. Dividete il tutto in ciotole e servite a pranzo.

Nutrizione: Calorie 366, Grassi 12, Fibra 5.6, Carboidrati 44.3, Proteine 23.7

Zuppa di basilico, pomodoro e carote

Tempo di preparazione: 10 minuti.
Tempo di cottura: 20 minuti.
Porzioni: 4

Ingredienti:
- 3 spicchi d'aglio, tritati
- 1 cipolla gialla tritata
- 3 carote tritate
- 1 cucchiaio di olio d'oliva
- 20 once di pomodori arrostiti, senza sale aggiunto
- 2 tazze di brodo vegetale a basso contenuto di sodio
- 1 cucchiaio di basilico essiccato
- 1 tazza di crema di cocco
- Un pizzico di pepe nero

Indirizzi:
1. Scaldare una pentola con l'olio a fuoco medio, aggiungere la cipolla e l'aglio e soffriggere per 5 minuti.
2. Aggiungere il resto degli ingredienti, mescolare, portare a ebollizione, cuocere per 15 minuti, frullare la zuppa con un frullatore ad immersione, dividere nelle ciotole e servire a pranzo.

Nutrizione: calorie 244, grassi 17,8, fibre 4,7, carboidrati 18,6, proteine 3,8

Maiale con patate dolci

Tempo di preparazione: 10 minuti.
Tempo di cottura: 30 minuti.
Porzioni: 4

Ingredienti:
- 4 braciole di maiale, disossate
- 1 chilo di patate dolci, sbucciate e tagliate a spicchi
- 1 cucchiaio di olio d'oliva
- 1 tazza di brodo vegetale, a basso contenuto di sodio
- Un pizzico di pepe nero
- 1 cucchiaino di origano essiccato
- 1 cucchiaino di rosmarino essiccato
- 1 cucchiaino di basilico essiccato

Indirizzi:
1. Scaldare una padella con l'olio a fuoco medio-alto, aggiungere le braciole di maiale e cuocere per 4 minuti per lato.
2. Aggiungere le patate dolci e il resto degli ingredienti, coprire e cuocere a fuoco medio per altri 20 minuti, mescolando di tanto in tanto.
3. Dividi tutto nei piatti e servi.

Nutrizione: calorie 424, grassi 23,7, fibre 5,1, carboidrati 32,3, proteine 19,9

Zuppa di trote e carote

Tempo di preparazione: 10 minuti.
Tempo di cottura: 25 minuti.
Porzioni: 4

Ingredienti:
- 1 cipolla gialla tritata
- 12 tazze di brodo di pesce a basso contenuto di sodio
- 1 libbra di carote, affettate
- Filetti di trota da 1 libbra, disossati, senza pelle e a cubetti
- 1 cucchiaio di paprika dolce
- 1 tazza di pomodori a dadini
- 1 cucchiaio di olio d'oliva
- pepe nero a piacere

Indirizzi:
1. Scaldare una pentola con l'olio a fuoco medio-alto, aggiungere la cipolla, mescolare e soffriggere per 5 minuti.
2. Aggiungere il pesce, le carote e il resto degli ingredienti, portare a ebollizione e cuocere a fuoco medio per 20 minuti.
3. Distribuire la zuppa nelle ciotole e servire.

Nutrizione: Calorie 361, Grassi 13,4, Fibre 4,6, Carboidrati 164, Proteine 44,1

Spezzatino di tacchino e finocchi

Tempo di preparazione: 10 minuti.
Tempo di cottura: 45 minuti.
Porzioni: 4

Ingredienti:
- 1 petto di tacchino, senza pelle, disossato e tagliato a cubetti
- 2 finocchi affettati
- 1 cucchiaio di olio d'oliva
- 2 foglie di alloro
- 1 cipolla gialla tritata
- 1 tazza di pomodori in scatola, senza sale aggiunto
- 2 brodo di manzo a basso contenuto di sodio
- 3 spicchi d'aglio, tritati
- pepe nero a piacere

Indirizzi:
1. Scaldare una padella con l'olio a fuoco medio, aggiungere la cipolla e la carne e far rosolare per 5 minuti.
2. Aggiungere il finocchio e il resto degli ingredienti, portare a ebollizione e cuocere a fuoco medio per 40 minuti, mescolando di tanto in tanto.
3. Dividi lo stufato in ciotole e servi.

Nutrizione: calorie 371, grassi 12,8, fibre 5,3, carboidrati 16,7, proteine 11,9

zuppa di melanzane

Tempo di preparazione: 10 minuti.
Tempo di cottura: 30 minuti.
Porzioni: 4

Ingredienti:
- 2 melanzane grandi, tagliate a cubetti
- 1 litro di brodo vegetale a basso contenuto di sodio
- 2 cucchiai di concentrato di pomodoro senza sale aggiunto
- 1 cipolla rossa tritata
- 1 cucchiaio di olio d'oliva
- 1 cucchiaio di coriandolo tritato
- Un pizzico di pepe nero

Indirizzi:
1. Scaldare una pentola con l'olio a fuoco medio, aggiungere la cipolla, mescolare e soffriggere per 5 minuti.
2. Aggiungere le melanzane e gli altri ingredienti, portare a ebollizione a fuoco medio, cuocere per 25 minuti, dividere nelle ciotole e servire.

Nutrizione: Calorie 335, Grassi 14,4, Fibre 5, Carboidrati 16,1, Proteine 8,4

Crema Di Patate Dolci

Tempo di preparazione: 10 minuti.
Tempo di cottura: 25 minuti.
Porzioni: 4

Ingredienti:
- 4 tazze di brodo vegetale
- 2 cucchiai di olio di avocado
- 2 patate dolci, sbucciate e tagliate a cubetti
- 2 cipolle gialle tritate
- 2 spicchi d'aglio tritati
- 1 tazza di latte di cocco
- Un pizzico di pepe nero
- ½ cucchiaino di basilico tritato

Indirizzi:
1. Scaldare una pentola con l'olio a fuoco medio, aggiungere la cipolla e l'aglio, mescolare e soffriggere per 5 minuti.
2. Aggiungere le patate dolci e il resto degli ingredienti, portare a ebollizione e cuocere a fuoco medio per 20 minuti.
3. Frullare la zuppa con un frullatore ad immersione, versare nelle ciotole e servire a pranzo.

Nutrizione: calorie 303, grassi 14,4, fibre 4, carboidrati 9,8, proteine 4,5

Zuppa di pollo e funghi

Tempo di preparazione: 10 minuti.
Tempo di cottura: 30 minuti.
Porzioni: 4

Ingredienti:
- 1 litro di brodo vegetale, a basso contenuto di sodio
- 1 cucchiaio di zenzero grattugiato
- 1 cipolla gialla tritata
- 1 cucchiaio di olio d'oliva
- Petto di pollo da 1 libbra, senza pelle, disossato e tagliato a cubetti
- ½ libbra di funghi bianchi, affettati
- 4 peperoncini tailandesi, tritati
- ¼ tazza di succo di lime
- ¼ tazza di coriandolo tritato
- Un pizzico di pepe nero

Indirizzi:
1. Scaldare una pentola con l'olio a fuoco medio, aggiungere la cipolla, lo zenzero, i peperoncini e la carne, mescolare e rosolare per 5 minuti.
2. Aggiungere i funghi, mescolare e cuocere per altri 5 minuti.
3. Aggiungere il resto degli ingredienti, portare a ebollizione e cuocere a fuoco medio per altri 20 minuti.
4. Distribuire la zuppa nelle ciotole e servire immediatamente.

Nutrizione:calorie 226, grassi 8,4, fibre 3,3, carboidrati 13,6, proteine 28,2

Padella Di Salmone Al Lime

Tempo di preparazione: 10 minuti.
Tempo di cottura: 20 minuti.
Porzioni: 4

Ingredienti:
- 4 filetti di salmone, disossati
- 3 spicchi d'aglio, tritati
- 1 cipolla gialla tritata
- pepe nero a piacere
- 2 cucchiai di olio d'oliva
- Succo di 1 lime
- 1 cucchiaio di scorza di lime grattugiata
- 1 cucchiaio di timo tritato

Indirizzi:
1. Scaldare una padella con l'olio a fuoco medio-alto, aggiungere la cipolla e l'aglio, mescolare e soffriggere per 5 minuti.
2. Aggiungere il pesce e farlo cuocere per 3 minuti per lato.
3. Aggiungere il resto degli ingredienti, cuocere il tutto per altri 10 minuti, dividere nei piatti e servire a pranzo.

Nutrizione: Calorie 315, Grassi 18,1, Fibre 1,1, Carboidrati 4,9, Proteine 35,1

Insalata di patate

Tempo di preparazione: 10 minuti.
Tempo di cottura: 20 minuti.
Porzioni: 4

Ingredienti:
- 2 pomodori a pezzetti
- 2 avocado, snocciolati e tritati
- 2 tazze di spinaci novelli
- 2 erba cipollina tritata
- 1 libbra di patate dorate, bollite, sbucciate e tagliate a spicchi
- 1 cucchiaio di olio d'oliva
- 1 cucchiaio di succo di limone
- 1 cipolla gialla tritata
- 2 spicchi d'aglio tritati
- pepe nero a piacere
- 1 mazzetto di coriandolo tritato

Indirizzi:
1. Scaldare una padella con l'olio a fuoco medio-alto, aggiungere la cipolla, i cipollotti e l'aglio, mescolare e soffriggere per 5 minuti.
2. Aggiungere le patate, mescolare delicatamente e cuocere per altri 5 minuti.
3. Aggiungere il resto degli ingredienti, mescolare, cuocere a fuoco medio per altri 10 minuti, dividere in ciotole e servire a pranzo.

Nutrizione: Calorie 342, Grassi 23,4, Fibre 11,7, Carboidrati 33,5, Proteine 5

Padella Di Carne Macinata E Pomodoro

Tempo di preparazione: 10 minuti.
Tempo di cottura: 20 minuti.
Porzioni: 4

Ingredienti:
- 1 libbra di carne macinata
- 1 cipolla rossa tritata
- 1 cucchiaio di olio d'oliva
- 1 tazza di pomodorini, dimezzati
- ½ peperone rosso tritato
- pepe nero a piacere
- 1 cucchiaio di erba cipollina tritata
- 1 cucchiaio di rosmarino tritato
- 3 cucchiai di brodo di manzo a basso contenuto di sodio

Indirizzi:
1. Scaldare una padella con l'olio a fuoco medio, aggiungere la cipolla e il peperone, mescolare e soffriggere per 5 minuti.
2. Aggiungere la carne, mescolare e farla rosolare per altri 5 minuti.
3. Aggiungere il resto degli ingredienti, mescolare, cuocere per 10 minuti, dividere in ciotole e servire a pranzo.

Nutrizione: Calorie 320, Grassi 11,3, Fibre 4,4, Carboidrati 18,4, Proteine 9

Insalata di gamberi e avocado

Tempo di preparazione: 5 minuti.
Tempo di cottura: 0 minuti.
Porzioni: 4

Ingredienti:
- 1 arancia, sbucciata e tagliata a spicchi
- 1 chilo di gamberi, cotti, sbucciati e sgranati
- 2 tazze di rucola tenera
- 1 avocado, snocciolato, sbucciato e tagliato a dadini
- 2 cucchiai di olio d'oliva
- 2 cucchiai di aceto balsamico
- Succo di ½ arancia
- sale e pepe nero

Indirizzi:
1. In un'insalatiera mescolare, unire i gamberi con le arance e gli altri ingredienti, mescolare e servire a pranzo.

Nutrizione: calorie 300, grassi 5,2, fibre 2, carboidrati 11,4, proteine 6,7

Crema di broccoli

Tempo di preparazione: 10 minuti.
Tempo di cottura: 40 minuti.
Porzioni: 4

Ingredienti:
- 2 chili di cimette di broccoli
- 1 cipolla gialla tritata
- 1 cucchiaio di olio d'oliva
- pepe nero a piacere
- 2 spicchi d'aglio tritati
- 3 tazze di brodo di manzo a basso contenuto di sodio
- 1 tazza di latte di cocco
- 2 cucchiai di coriandolo tritato

Indirizzi:
1. Scaldare una pentola con l'olio a fuoco medio, aggiungere la cipolla e l'aglio, mescolare e soffriggere per 5 minuti.
2. Aggiungere i broccoli e gli altri ingredienti tranne il latte di cocco, portare a ebollizione e cuocere a fuoco medio per altri 35 minuti.
3. Frullare la zuppa con un frullatore ad immersione, aggiungere il latte di cocco, macinare ancora, dividere nelle ciotole e servire.

Nutrizione: Calorie 330, Grassi 11,2, Fibre 9,1, Carboidrati 16,4, Proteine 9,7

Zuppa di cavoli

Tempo di preparazione: 10 minuti.
Tempo di cottura: 40 minuti.
Porzioni: 4

Ingredienti:
- 1 cavolo verde grande, tritato
- 1 cipolla gialla tritata
- 1 cucchiaio di olio d'oliva
- pepe nero a piacere
- 1 porro tritato
- 2 tazze di pomodori in scatola a basso contenuto di sodio
- 4 tazze di brodo di pollo, a basso contenuto di sodio
- 1 cucchiaio di coriandolo tritato

Indirizzi:
1. Scaldare una pentola con l'olio a fuoco medio, aggiungere la cipolla e il porro, mescolare e cuocere per 5 minuti.
2. Aggiungere il cavolo e il resto degli ingredienti tranne il coriandolo, portare a ebollizione e cuocere a fuoco medio per 35 minuti.
3. Versare la zuppa nelle ciotole, cospargere con il coriandolo e servire.

Nutrizione: Calorie 340, Grassi 11,7, Fibre 6, Carboidrati 25,8, Proteine 11,8

Zuppa di sedano e cavolfiore

Tempo di preparazione: 10 minuti.
Tempo di cottura: 40 minuti.
Porzioni: 4

Ingredienti:
- 2 chili di cimette di cavolfiore
- 1 cipolla rossa tritata
- 1 cucchiaio di olio d'oliva
- 1 tazza di passata di pomodoro
- pepe nero a piacere
- 1 tazza di sedano tritato
- 6 tazze di brodo di pollo a basso contenuto di sodio
- 1 cucchiaio di aneto tritato

Indirizzi:
4. Scaldate una pentola con l'olio a fuoco medio-alto, aggiungete la cipolla e il sedano, mescolate e fate soffriggere per 5 minuti.
5. Aggiungere il cavolfiore e il resto degli ingredienti, portare a ebollizione e cuocere a fuoco medio per altri 35 minuti.
6. Dividi la zuppa nelle ciotole e servi.

Nutrizione: Calorie 135, Grassi 4, Fibre 8, Carboidrati 21,4, Proteine 7,7

Zuppa di maiale e porri

Tempo di preparazione: 10 minuti.
Tempo di cottura: 40 minuti.
Porzioni: 4

Ingredienti:
- Carne di stufato di maiale da 1 libbra, a cubetti
- pepe nero a piacere
- 5 porri tritati
- 1 cipolla gialla tritata
- 2 cucchiai di olio d'oliva
- 1 cucchiaio di prezzemolo tritato
- 6 tazze di brodo di manzo a basso contenuto di sodio

Indirizzi:
4. Scaldare una pentola con l'olio a fuoco medio-alto, aggiungere la cipolla e i porri, mescolare e soffriggere per 5 minuti.
5. Aggiungere la carne, mescolare e rosolare per altri 5 minuti.
6. Aggiungere il resto degli ingredienti, portare a ebollizione e cuocere a fuoco medio per 30 minuti.
7. Distribuire la zuppa nelle ciotole e servire.

Nutrizione: Calorie 395, Grassi 18,3, Fibre 2,6, Carboidrati 18,4, Proteine 38,2

Insalata di broccoli e gamberetti alla menta

Tempo di preparazione: 5 minuti.
Tempo di cottura: 20 minuti.
Porzioni: 4

Ingredienti:
- 1/3 di brodo vegetale a basso contenuto di sodio
- 2 cucchiai di olio d'oliva
- 2 tazze di cimette di broccoli
- 1 chilo di gamberi, sbucciati e sgranati
- pepe nero a piacere
- 1 cipolla gialla tritata
- 4 pomodorini, tagliati a metà
- 2 spicchi d'aglio tritati
- Succo di ½ limone
- ½ tazza di olive kalamata, snocciolate e tagliate a metà
- 1 cucchiaio di menta tritata

Indirizzi:
1. Scaldare una padella con l'olio a fuoco medio-alto, aggiungere la cipolla e l'aglio, mescolare e soffriggere per 3 minuti.
2. Aggiungere i gamberi, mescolare e cuocere per altri 2 minuti.
3. Aggiungere i broccoli e gli altri ingredienti, mescolare, cuocere per 10 minuti, dividere nelle ciotole e servire a pranzo.

Nutrizione: Calorie 270, Grassi 11,3, Fibre 4,1, Carboidrati 14,3, Proteine 28,9

Zuppa di gamberi e merluzzo

Tempo di preparazione: 10 minuti.
Tempo di cottura: 20 minuti.
Porzioni: 4

Ingredienti:
- 1 litro di brodo di pollo a basso contenuto di sodio
- ½ libbra di gamberi, sgusciati e sgranati
- Filetti di merluzzo da mezzo chilo, disossati, senza pelle e a cubetti
- 2 cucchiai di olio d'oliva
- 2 cucchiaini di peperoncino in polvere
- 1 cucchiaino di paprika dolce
- 2 scalogni, tritati
- Un pizzico di pepe nero
- 1 cucchiaio di aneto tritato

Indirizzi:
1. Scaldare una pentola con l'olio a fuoco medio, aggiungere lo scalogno, mescolare e soffriggere per 5 minuti.
2. Aggiungere i gamberi e il merluzzo e cuocere per altri 5 minuti.
3. Aggiungere il resto degli ingredienti, portare a ebollizione e cuocere a fuoco medio per 10 minuti.
4. Dividi la zuppa nelle ciotole e servi.

Nutrizione: Calorie 189, Grassi 8,8, Fibre 0,8, Carboidrati 3,2, Proteine 24,6

Mix di gamberi e cipolle verdi

Tempo di preparazione: 10 minuti.
Tempo di cottura: 10 minuti.
Porzioni: 4

Ingredienti:
- 2 chili di gamberetti, sbucciati e sgranati
- 1 tazza di pomodorini, dimezzati
- 1 cucchiaio di olio d'oliva
- 4 cipolle verdi tritate
- 1 cucchiaio di aceto balsamico
- 1 cucchiaio di erba cipollina tritata

Indirizzi:
1. Scaldate una padella con l'olio a fuoco medio, aggiungete la cipolla ei pomodorini, mescolate e fate soffriggere per 4 minuti.
2. Aggiungere i gamberi e gli altri ingredienti, cuocere per altri 6 minuti, dividere nei piatti e servire.

Nutrizione: calorie 313, grassi 7,5, fibre 1, carboidrati 6,4, proteine 52,4

spezzatino di spinaci

Tempo di preparazione: 10 minuti.
Tempo di cottura: 15 minuti.
Porzioni: 4

Ingredienti:

- 1 cucchiaio di olio d'oliva
- 1 cucchiaino di zenzero grattugiato
- 2 spicchi d'aglio tritati
- 1 cipolla gialla tritata
- 2 pomodori a pezzetti
- 1 tazza di pomodori in scatola, senza sale aggiunto
- 1 cucchiaino di cumino, macinato
- Un pizzico di pepe nero
- 1 tazza di brodo vegetale a basso contenuto di sodio
- 2 chili di foglie di spinaci

Indirizzi:

1. Scaldare una pentola con l'olio a fuoco medio, aggiungere lo zenzero, l'aglio e la cipolla, mescolare e soffriggere per 5 minuti.
2. Aggiungere i pomodori, i pomodori in scatola e gli altri ingredienti, mescolare delicatamente, portare a ebollizione e cuocere per altri 10 minuti.
3. Dividi lo stufato in ciotole e servi.

Nutrizione: Calorie 123, Grassi 4.8, Fibre 7.3, Carboidrati 17, Proteine 8.2

Mix di cavolfiore al curry

Tempo di preparazione: 10 minuti.
Tempo di cottura: 25 minuti.
Porzioni: 4

Ingredienti:
- 1 cipolla rossa tritata
- 1 cucchiaio di olio d'oliva
- 2 spicchi d'aglio tritati
- 1 peperone rosso tritato
- 1 peperone verde tritato
- 1 cucchiaio di succo di lime
- Cimette di cavolfiore da 1 libbra
- 14 once di pomodori in scatola, tritati
- 2 cucchiaini di curry in polvere
- Un pizzico di pepe nero
- 2 tazze di crema di cocco
- 1 cucchiaio di coriandolo tritato

Indirizzi:
1. Scaldare una pentola con l'olio a fuoco medio, aggiungere la cipolla e l'aglio, mescolare e cuocere per 5 minuti.
2. Aggiungere i peperoni e gli altri ingredienti, portare il tutto a ebollizione e cuocere a fuoco medio per 20 minuti.
3. Dividete il tutto nelle ciotole e servite.

Nutrizione: Calorie 270, Grassi 7,7, Fibre 5,4, Carboidrati 12,9, Proteine 7

Stufato di carote e zucchine

Tempo di preparazione: 10 minuti.
Tempo di cottura: 30 minuti.
Porzioni: 4

Ingredienti:
- 1 cipolla gialla tritata
- 2 cucchiai di olio d'oliva
- 2 spicchi d'aglio tritati
- 4 zucchine, affettate
- 2 carote a fette
- 1 cucchiaino di paprika dolce
- ¼ di cucchiaino di peperoncino in polvere
- Un pizzico di pepe nero
- ½ tazza di pomodori a pezzetti
- 2 tazze di brodo vegetale a basso contenuto di sodio
- 1 cucchiaio di erba cipollina tritata
- 1 cucchiaio di rosmarino tritato

Indirizzi:
1. Scaldare una pentola con l'olio a fuoco medio, aggiungere la cipolla e l'aglio, mescolare e soffriggere per 5 minuti.
2. Aggiungere le zucchine, le carote e gli altri ingredienti, portare a ebollizione e cuocere per altri 25 minuti.
3. Dividi lo stufato nelle ciotole e servi subito a pranzo.

Nutrizione: Calorie 272, Grassi 4.6, Fibre 4.7, Carboidrati 14.9, Proteine 9

Stufato di cavolo e fagiolini

Tempo di preparazione: 10 minuti.
Tempo di cottura: 25 minuti.
Porzioni: 4

Ingredienti:

- 2 cucchiai di olio d'oliva
- 1 cavolo viola, tritato
- 1 cipolla rossa tritata
- 1 chilo di fagiolini, tagliati e tagliati a metà
- 2 spicchi d'aglio tritati
- 7 once di pomodori in scatola, tagliati a dadini senza aggiunta di sale
- 2 tazze di brodo vegetale a basso contenuto di sodio
- Un pizzico di pepe nero
- 1 cucchiaio di aneto tritato

Indirizzi:

1. Scaldare una pentola con l'olio a fuoco medio, aggiungere la cipolla e l'aglio, mescolare e soffriggere per 5 minuti.
2. Aggiungere il cavolo e gli altri ingredienti, mescolare, coprire e cuocere a fuoco medio per 20 minuti.
3. Dividere in ciotole e servire a pranzo.

Nutrizione: Calorie 281, Grassi 8,5, Fibre 7,1, Carboidrati 14,9, Proteine 6,7

Zuppa Di Funghi E Peperoncino

Tempo di preparazione: 5 minuti.
Tempo di cottura: 30 minuti.
Porzioni: 4

Ingredienti:
- 1 cipolla gialla tritata
- 1 cucchiaio di olio d'oliva
- 1 peperoncino rosso tritato
- 1 cucchiaino di peperoncino in polvere
- ½ cucchiaino di paprika piccante
- 4 spicchi d'aglio, tritati
- 1 libbra di funghi bianchi, affettati
- 6 tazze di brodo vegetale a basso contenuto di sodio
- 1 tazza di pomodori a pezzetti
- ½ cucchiaio di prezzemolo tritato

Indirizzi:
1. Scaldare una pentola con l'olio a fuoco medio, aggiungere la cipolla, il peperoncino, la paprika piccante, il peperoncino in polvere e l'aglio, mescolare e soffriggere per 5 minuti.
2. Aggiungere i funghi, mescolare e cuocere per altri 5 minuti.
3. Aggiungere il resto degli ingredienti, portare a ebollizione e cuocere a fuoco medio per 20 minuti.
4. Dividi la zuppa nelle ciotole e servi.

Nutrizione: Calorie 290, Grassi 6,6, Fibre 4,6, Carboidrati 16,9, Proteine 10

maiale con peperoncino

Tempo di preparazione: 10 minuti.
Tempo di cottura: 30 minuti.
Porzioni: 4

Ingredienti:
- 2 libbre di maiale per spezzatino, a cubetti
- 2 cucchiai di pasta di peperoncino
- 1 cipolla gialla tritata
- 2 spicchi d'aglio tritati
- 1 cucchiaio di olio d'oliva
- 2 tazze di brodo di manzo a basso contenuto di sodio
- 1 cucchiaio di origano tritato

Indirizzi:
1. Scaldare una pentola con l'olio a fuoco medio-alto, aggiungere la cipolla e l'aglio, mescolare e soffriggere per 5 minuti.
2. Aggiungere la carne e farla rosolare per altri 5 minuti.
3. Aggiungere il resto degli ingredienti, portare a ebollizione e cuocere a fuoco medio per altri 20 minuti.
4. Dividete il composto in ciotole e servite.

Nutrizione: Calorie 363, Grassi 8,6, Fibre 7, Carboidrati 17,3, Proteine 18,4

Insalata Di Funghi Con Paprika E Salmone

Tempo di preparazione: 10 minuti.
Tempo di cottura: 20 minuti.
Porzioni: 4

Ingredienti:
- 10 once di salmone affumicato, a basso contenuto di sodio, disossato, senza pelle e a cubetti
- 2 cipolle verdi tritate
- 2 peperoncini rossi tritati
- 1 cucchiaio di olio d'oliva
- ½ cucchiaino di origano essiccato
- ½ cucchiaino di paprika affumicata
- Un pizzico di pepe nero
- 8 once di funghi bianchi, affettati
- 1 cucchiaio di succo di limone
- 1 tazza di olive nere, snocciolate e tagliate a metà
- 1 cucchiaio di prezzemolo tritato

Indirizzi:
1. Scaldare una padella con l'olio a fuoco medio, aggiungere le cipolle e i peperoncini, mescolare e cuocere per 4 minuti.
2. Aggiungere i funghi, mescolare e friggere per 5 minuti.
3. Aggiungere il salmone e gli altri ingredienti, mescolare, cuocere per altri 10 minuti, dividere in ciotole e servire a pranzo.

Nutrizione: Calorie 321, Grassi 8,5, Fibre 8, Carboidrati 22,2, Proteine 13,5

Mix di ceci e patate

Tempo di preparazione: 10 minuti.
Tempo di cottura: 30 minuti.
Porzioni: 4

Ingredienti:
- 2 cucchiai di olio d'oliva
- 1 tazza di ceci in scatola, senza sale aggiunto, scolati e sciacquati
- 1 chilo di patate dolci, sbucciate e tagliate a spicchi
- 4 spicchi d'aglio, tritati
- 2 scalogni, tritati
- 1 tazza di pomodori in scatola, non salati e tritati
- 1 cucchiaino di coriandolo macinato
- 2 pomodori a pezzetti
- 1 tazza di brodo vegetale a basso contenuto di sodio
- Un pizzico di pepe nero
- 1 cucchiaio di succo di limone
- 1 cucchiaio di coriandolo tritato

Indirizzi:
1. Scaldare una pentola con l'olio a fuoco medio, aggiungere lo scalogno e l'aglio, mescolare e soffriggere per 5 minuti.
2. Aggiungere i ceci, le patate e gli altri ingredienti, portare a ebollizione e cuocere a fuoco medio per 25 minuti.
3. Dividete il tutto in ciotole e servite a pranzo.

Nutrizione: Calorie 341, Grassi 11,7, Fibre 6, Carboidrati 14,9, Proteine 18,7

Mix di pollo al cardamomo

Tempo di preparazione: 10 minuti.
Tempo di cottura: 30 minuti.
Porzioni: 4

Ingredienti:
- 1 cucchiaio di olio d'oliva
- Petto di pollo da 1 libbra, senza pelle, disossato e tagliato a cubetti
- 1 scalogno tritato
- 1 cucchiaio di zenzero grattugiato
- 2 spicchi d'aglio tritati
- 1 cucchiaino di cardamomo, macinato
- ½ cucchiaino di curcuma in polvere
- 1 cucchiaino di succo di lime
- 1 tazza di brodo di pollo a basso contenuto di sodio
- 1 cucchiaio di coriandolo tritato

Indirizzi:
1. Scaldare una pentola con l'olio a fuoco medio-alto, aggiungere lo scalogno, lo zenzero, l'aglio, il cardamomo e la curcuma, mescolare e soffriggere per 5 minuti.
2. Aggiungere la carne e farla rosolare per 5 minuti.
3. Aggiungere il resto degli ingredienti, portare tutto a ebollizione e cuocere per 20 minuti.
4. Dividete il composto in ciotole e servite.

Nutrizione: calorie 175, grassi 6,5, fibre 0,5, carboidrati 3,3, proteine 24,7

peperoncino di lenticchie

Tempo di preparazione: 10 minuti.
Tempo di cottura: 35 minuti.
Porzioni: 6

Ingredienti:
- 1 peperone verde tritato
- 1 cucchiaio di olio d'oliva
- 2 erba cipollina tritata
- 2 spicchi d'aglio tritati
- 24 once di lenticchie in scatola, senza sale aggiunto, scolate e sciacquate
- 2 tazze di brodo vegetale
- 2 cucchiai di peperoncino in polvere, delicato
- ½ cucchiaino di chipotle in polvere
- 30 once di pomodori in scatola, senza sale aggiunto, tritati
- Un pizzico di pepe nero

Indirizzi:
1. Scaldare una pentola con l'olio a fuoco medio, aggiungere la cipolla e l'aglio, mescolare e soffriggere per 5 minuti.
2. Aggiungere il peperone, le lenticchie e gli altri ingredienti, portare a ebollizione e cuocere a fuoco medio per 30 minuti.
3. Dividi il peperoncino in ciotole e servi a pranzo.

Nutrizione: Calorie 466, Grassi 5, Fibre 37,6, Carboidrati 77,9, Proteine 31,2

indivia al rosmarino

Tempo di preparazione: 10 minuti.
Tempo di cottura: 20 minuti.
Porzioni: 4

Ingredienti:
- 2 indivie, tagliate a metà nel senso della lunghezza
- 2 cucchiai di olio d'oliva
- 1 cucchiaino di rosmarino essiccato
- ½ cucchiaino di curcuma in polvere
- Un pizzico di pepe nero

Indirizzi:
1. In una pirofila unire le scarole con l'olio e gli altri ingredienti, mescolare delicatamente, infornare e cuocere a 200 gradi per 20 minuti.
2. Dividere tra i piatti e servire come guarnizione.

Nutrizione: calorie 66, grassi 7.1, fibre 1, carboidrati 1.2, proteine 0.3

indivia al limone

Tempo di preparazione: 10 minuti.
Tempo di cottura: 20 minuti.
Porzioni: 4

Ingredienti:
- 4 indivie, dimezzate nel senso della lunghezza
- 1 cucchiaio di succo di limone
- 1 cucchiaio di scorza di limone grattugiata
- 2 cucchiai di parmigiano grattugiato senza grassi
- 2 cucchiai di olio d'oliva
- Un pizzico di pepe nero

Indirizzi:
1. In una pirofila unire le scarole con il succo di limone e gli altri ingredienti tranne il parmigiano e mescolare.
2. Cospargi sopra il parmigiano, cuoci le indivie a 400 gradi F per 20 minuti, dividi nei piatti e servi come guarnizione.

Nutrizione: calorie 71, grassi 7,1, fibre 0,9, carboidrati 2,3, proteine 0,9

asparagi al pesto

Tempo di preparazione: 10 minuti.
Tempo di cottura: 20 minuti.
Porzioni: 4

Ingredienti:
- 1 chilo di asparagi, tritati
- 2 cucchiai di pesto di basilico
- 1 cucchiaio di succo di limone
- Un pizzico di pepe nero
- 3 cucchiai di olio d'oliva
- 2 cucchiai di coriandolo tritato

Indirizzi:
1. Disponete gli asparagi su una teglia foderata, aggiungete il pesto e gli altri ingredienti, mescolate, infornate e fate cuocere a 200 gradi per 20 minuti.
2. Dividere tra i piatti e servire come guarnizione.

Nutrizione: calorie 114, grassi 10,7, fibre 2,4, carboidrati 4,6, proteine 2,6

Carote alla paprika

Tempo di preparazione: 10 minuti.
Tempo di cottura: 30 minuti.
Porzioni: 4

Ingredienti:
- 1 libbra di carote baby, tritate
- 1 cucchiaio di paprika dolce
- 1 cucchiaino di succo di lime
- 3 cucchiai di olio d'oliva
- Un pizzico di pepe nero
- 1 cucchiaino di sesamo

Indirizzi:
1. Metti le carote su una teglia foderata, aggiungi la paprika e tutti gli altri ingredienti tranne i semi di sesamo, mescola, metti in forno e cuoci a 400 gradi F per 30 minuti.
2. Dividere le carote nei piatti, cospargere di semi di sesamo e servire come guarnizione.

Nutrizione: calorie 142, grassi 11,3, fibre 4,1, carboidrati 11,4, proteine 1,2

Padella Di Patate Cremose

Tempo di preparazione: 10 minuti.
Tempo di cottura: 1 ora.
Porzioni: 8

Ingredienti:
- 1 chilo di patate dorate, sbucciate e tagliate a spicchi
- 2 cucchiai di olio d'oliva
- 1 cipolla rossa tritata
- 2 spicchi d'aglio tritati
- 2 tazze di crema di cocco
- 1 cucchiaio di timo tritato
- ¼ di cucchiaino di noce moscata macinata
- ½ tazza di parmigiano grattugiato a ridotto contenuto di grassi

Indirizzi:
1. Scaldare una padella con l'olio a fuoco medio, aggiungere la cipolla e l'aglio e soffriggere per 5 minuti.
2. Aggiungere le patate e farle rosolare per altri 5 minuti.
3. Aggiungere la panna e il resto degli ingredienti, mescolare delicatamente, portare a ebollizione e cuocere a fuoco medio per altri 40 minuti.
4. Distribuire il composto nei piatti e servire come guarnizione.

Nutrizione: Calorie 230, Grassi 19,1, Fibre 3,3, Carboidrati 14,3, Proteine 3,6

cavolo al sesamo

Tempo di preparazione: 10 minuti.
Tempo di cottura: 20 minuti.
Porzioni: 4

Ingredienti:
- 1 libbra di cavolo verde, sminuzzato
- 2 cucchiai di olio d'oliva
- Un pizzico di pepe nero
- 1 scalogno tritato
- 2 spicchi d'aglio tritati
- 2 cucchiai di aceto balsamico
- 2 cucchiaini di paprika piccante
- 1 cucchiaino di sesamo

Indirizzi:
1. Scaldare una padella con l'olio a fuoco medio, aggiungere lo scalogno e l'aglio e soffriggere per 5 minuti.
2. Aggiungere il cavolo e gli altri ingredienti, mescolare, cuocere a fuoco medio per 15 minuti, dividere nei piatti e servire.

Nutrizione: Calorie 101, Grassi 7.6, Fibre 3.4, Carboidrati 84, Proteine 1.9

broccoli con coriandolo

Tempo di preparazione: 10 minuti.
Tempo di cottura: 30 minuti.
Porzioni: 4

Ingredienti:
- 2 cucchiai di olio d'oliva
- 1 chilo di cimette di broccoli
- 2 spicchi d'aglio tritati
- 2 cucchiai di salsa di peperoncino
- 1 cucchiaio di succo di limone
- Un pizzico di pepe nero
- 2 cucchiai di coriandolo tritato

Indirizzi:
1. In una pirofila unire i broccoli con l'olio, l'aglio e gli altri ingredienti, mescolare un po', infornare e cuocere a 200 gradi per 30 minuti.
2. Distribuire il composto nei piatti e servire come guarnizione.

Nutrizione: Calorie 103, Grassi 7,4, Fibre 3, Carboidrati 8,3, Proteine 3,4

Cavoletti di Bruxelles con peperoncino

Tempo di preparazione: 10 minuti.
Tempo di cottura: 25 minuti.
Porzioni: 4

Ingredienti:
- 1 cucchiaio di olio d'oliva
- 1 libbra di cavoletti di Bruxelles, tagliati e tagliati a metà
- 2 spicchi d'aglio tritati
- ½ tazza di mozzarella scremata, grattugiata
- Un pizzico di scaglie di pepe, schiacciate

Indirizzi:
1. In una pirofila unire i germogli con l'olio e gli altri ingredienti tranne il formaggio e mescolare.
2. Cospargi il formaggio sopra, metti in forno e cuoci a 400 gradi F per 25 minuti.
3. Dividere tra i piatti e servire come guarnizione.

Nutrizione: Calorie 91, Grassi 4,5, Fibre 4,3, Carboidrati 10,9, Proteine 5

Miscela di cavoletti di Bruxelles e cipolle verdi

Tempo di preparazione: 10 minuti.
Tempo di cottura: 25 minuti.
Porzioni: 4

Ingredienti:
- 2 cucchiai di olio d'oliva
- 1 libbra di cavoletti di Bruxelles, tagliati e tagliati a metà
- 3 cipolle verdi tritate
- 2 spicchi d'aglio tritati
- 1 cucchiaio di aceto balsamico
- 1 cucchiaio di paprika dolce
- Un pizzico di pepe nero

Indirizzi:
1. Su una teglia unire i cavolini di Bruxelles con l'olio e gli altri ingredienti, mescolare e infornare a 200 gradi per 25 minuti.
2. Distribuire il composto nei piatti e servire.

Nutrizione: calorie 121, grassi 7,6, fibre 5,2, carboidrati 12,7, proteine 4,4

purea di cavolfiore

Tempo di preparazione: 10 minuti.
Tempo di cottura: 25 minuti.
Porzioni: 4

Ingredienti:
- 2 chili di cimette di cavolfiore
- ½ tazza di latte di cocco
- Un pizzico di pepe nero
- ½ tazza di panna acida a basso contenuto di grassi
- 1 cucchiaio di coriandolo tritato
- 1 cucchiaio di erba cipollina tritata

Indirizzi:
1. Mettere il cavolfiore in una pentola, aggiungere acqua fino a coprire, portare a ebollizione a fuoco medio, cuocere per 25 minuti e scolare.
2. Schiacciare il cavolfiore, aggiungere il latte, il pepe nero e la panna, sbattere bene, distribuire nei piatti, cospargere con il resto degli ingredienti e servire.

Nutrizione: Calorie 188, Grassi 13,4, Fibre 6,4, Carboidrati 15, Proteine 6,1

Insalata di avocado

Tempo di preparazione: 5 minuti.
Tempo di cottura: 0 minuti.
Porzioni: 4

Ingredienti:
- 2 cucchiai di olio d'oliva
- 2 avocado, sbucciati, snocciolati e tagliati a spicchi
- 1 tazza di olive kalamata, snocciolate e tagliate a metà
- 1 tazza di pomodori a dadini
- 1 cucchiaio di zenzero grattugiato
- Un pizzico di pepe nero
- 2 tazze di rucola tenera
- 1 cucchiaio di aceto balsamico

Indirizzi:
1. In una ciotola unire gli avocado con la kalamata e gli altri ingredienti, mescolare e servire come guarnizione.

Nutrizione: Calorie 320, Grassi 30,4, Fibre 8,7, Carboidrati 13,9, Proteine 3

insalata di ravanelli

Tempo di preparazione: 5 minuti.
Tempo di cottura: 0 minuti.
Porzioni: 4

Ingredienti:
- 2 cipolle verdi, affettate
- 1 libbra di ravanelli, a cubetti
- 2 cucchiai di aceto balsamico
- 2 cucchiai di olio d'oliva
- 1 cucchiaino di peperoncino in polvere
- 1 tazza di olive nere, snocciolate e tagliate a metà
- Un pizzico di pepe nero

Indirizzi:
1. In una grande insalatiera unire i ravanelli con le cipolle e gli altri ingredienti, mescolare e servire come guarnizione.

Nutrizione: Calorie 123, Grassi 10,8, Fibre 3,3, Carboidrati 7, Proteine 1,3

Insalata di indivia al limone

Tempo di preparazione: 5 minuti.
Tempo di cottura: 0 minuti.
Porzioni: 4

Ingredienti:
- 2 indivie, grattugiate
- 1 cucchiaio di aneto tritato
- ¼ tazza di succo di limone
- ¼ tazza di olio d'oliva
- 2 tazze di spinaci novelli
- 2 pomodori, a dadini
- 1 cetriolo affettato
- ½ tazza di noci tritate

Indirizzi:
1. In una ciotola capiente unire le scarole con gli spinaci e gli altri ingredienti, mescolare e servire come guarnizione.

Nutrizione: Calorie 238, Grassi 22,3, Fibre 3,1, Carboidrati 8,4, Proteine 5,7

Mix di Olive e Mais

Tempo di preparazione: 5 minuti.
Tempo di cottura: 0 minuti.
Porzioni: 4

Ingredienti:
- 2 cucchiai di olio d'oliva
- 1 cucchiaio di aceto balsamico
- Un pizzico di pepe nero
- 4 tazze di mais
- 2 tazze di olive nere, snocciolate e tagliate a metà
- 1 cipolla rossa tritata
- ½ tazza di pomodorini, tagliati a metà
- 1 cucchiaio di basilico tritato
- 1 cucchiaio di jalapeno tritato
- 2 tazze di lattuga romana, tritata

Indirizzi:
1. In una grande ciotola, unire il mais, le olive, la lattuga e gli altri ingredienti, mescolare bene, dividere nei piatti e servire come guarnizione.

Nutrizione: Calorie 290, Grassi 16,1, Fibre 7,4, Carboidrati 37,6, Proteine 6,2

Insalata di rucola e pinoli

Tempo di preparazione: 5 minuti.
Tempo di cottura: 0 minuti.
Porzioni: 4

Ingredienti:
- ¼ tazza di semi di melograno
- 5 tazze di rucola tenera
- 6 cucchiai di cipolle verdi tritate
- 1 cucchiaio di aceto balsamico
- 2 cucchiai di olio d'oliva
- 3 cucchiai di pinoli
- ½ scalogno tritato

Indirizzi:
1. In un'insalatiera unire la rucola con la melagrana e gli altri ingredienti, mescolare e servire.

Nutrizione: calorie 120, grassi 11,6, fibre 0,9, carboidrati 4,2, proteine 1,8

Mandorle e spinaci

Tempo di preparazione: 10 minuti.
Tempo di cottura: 0 minuti.
Porzioni: 4

Ingredienti:
- 2 cucchiai di olio d'oliva
- 2 avocado, sbucciati, snocciolati e tagliati a spicchi
- 3 tazze di spinaci novelli
- ¼ di tazza di mandorle tostate tritate
- 1 cucchiaio di succo di limone
- 1 cucchiaio di coriandolo tritato

Indirizzi:
1. In una ciotola unire gli avocado con le mandorle, gli spinaci e gli altri ingredienti, mescolare e servire come guarnizione.

Nutrizione:calorie 181, grassi 4, fibre 4,8, carboidrati 11,4, proteine 6

Insalata di fagiolini e mais

Tempo di preparazione: 4 minuti.
Tempo di cottura: 0 minuti.
Porzioni: 4

Ingredienti:
- Succo di 1 lime
- 2 tazze di lattuga romana, tritata
- 1 tazza di mais
- ½ chilo di fagiolini, sbollentati e tagliati a metà
- 1 cetriolo tritato
- 1/3 di tazza di erba cipollina tritata

Indirizzi:
1. In una ciotola unire i fagiolini con il mais e gli altri ingredienti, mescolare e servire.

Nutrizione: calorie 225, grassi 12, fibre 2.4, carboidrati 11.2, proteine 3.5

Insalata di indivia e cavolo

Tempo di preparazione: 4 minuti.
Tempo di cottura: 0 minuti.
Porzioni: 4

Ingredienti:
- 3 cucchiai di olio d'oliva
- 2 indivie, affettate e grattugiate
- 2 cucchiai di succo di lime
- 1 cucchiaio di scorza di lime grattugiata
- 1 cipolla rossa affettata
- 1 cucchiaio di aceto balsamico
- Cavolo da 1 libbra, strappato
- Un pizzico di pepe nero

Indirizzi:
1. In una ciotola unire le scarole con il cavolo nero e gli altri ingredienti, mescolare bene e servire freddo come guarnizione.

Nutrizione: Calorie 270, Grassi 11,4, Fibre 5, Carboidrati 14,3, Proteine 5,7

insalata di edamame

Tempo di preparazione: 5 minuti.
Tempo di cottura: 6 minuti.
Porzioni: 4

Ingredienti:
- 2 cucchiai di olio d'oliva
- 2 cucchiai di aceto balsamico
- 2 spicchi d'aglio tritati
- 3 tazze di edamame, senza guscio
- 1 cucchiaio di erba cipollina tritata
- 2 scalogni, tritati

Indirizzi:
1. Scaldate una padella con l'olio a fuoco medio, aggiungete gli edamame, l'aglio e gli altri ingredienti, mescolate, fate cuocere per 6 minuti, distribuite nei piatti e servite.

Nutrizione: Calorie 270, Grassi 8,4, Fibre 5,3, Carboidrati 11,4, Proteine 6

Insalata di uva e avocado

Tempo di preparazione: 5 minuti.
Tempo di cottura: 0 minuti.
Porzioni: 4

Ingredienti:
- 2 tazze di spinaci novelli
- 2 avocado, sbucciati, snocciolati e tagliati a dadini
- 1 cetriolo affettato
- 1 tazza e ½ di uva verde, tagliata a metà
- 2 cucchiai di olio di avocado
- 1 cucchiaio di aceto di sidro
- 2 cucchiai di prezzemolo tritato
- Un pizzico di pepe nero

Indirizzi:
1. In un'insalatiera unire gli spinaci novelli con gli avocado e gli altri ingredienti, mescolare e servire.

Nutrizione: Calorie 277, Grassi 11,4, Fibre 5, Carboidrati 14,6, Proteine 4

Mix di melanzane con origano

Tempo di preparazione: 10 minuti.
Tempo di cottura: 20 minuti.
Porzioni: 4

Ingredienti:
- 2 melanzane grandi, tagliate a cubetti
- 1 cucchiaio di origano tritato
- ½ tazza di parmigiano grattugiato a ridotto contenuto di grassi
- ¼ cucchiaino di aglio in polvere
- 2 cucchiai di olio d'oliva
- Un pizzico di pepe nero

Indirizzi:
1. In una pirofila unire le melanzane con l'origano e gli altri ingredienti tranne il formaggio e mescolare.
2. Cospargere di parmigiano, mettere in forno e cuocere a 370 gradi F per 20 minuti.
3. Dividere tra i piatti e servire come guarnizione.

Nutrizione: Calorie 248, Grassi 8,4, Fibre 4, Carboidrati 14,3, Proteine 5,4

Mix di pomodori al forno

Tempo di preparazione: 10 minuti.
Tempo di cottura: 20 minuti.
Porzioni: 4

Ingredienti:
- 2 chili di pomodori, tagliati a metà
- 1 cucchiaio di basilico tritato
- 3 cucchiai di olio d'oliva
- Scorza di 1 limone grattugiata
- 3 spicchi d'aglio, tritati
- ¼ tazza di parmigiano magro grattugiato
- Un pizzico di pepe nero

Indirizzi:
1. In una pirofila unire i pomodorini con il basilico e gli altri ingredienti tranne il formaggio e mescolare.
2. Cospargere di parmigiano, infornare a 375 gradi F per 20 minuti, dividere tra i piatti e servire come guarnizione.

Nutrizione: Calorie 224, Grassi 12, Fibra 4.3, Carboidrati 10.8, Proteine 5.1

funghi di timo

Tempo di preparazione: 10 minuti.
Tempo di cottura: 30 minuti.
Porzioni: 4

Ingredienti:
- 2 libbre di funghi bianchi, tagliati a metà
- 4 spicchi d'aglio, tritati
- 2 cucchiai di olio d'oliva
- 1 cucchiaio di timo tritato
- 2 cucchiai di prezzemolo tritato
- pepe nero a piacere

Indirizzi:
1. In una pirofila unire i funghi con l'aglio e gli altri ingredienti, mescolare, infornare e cuocere a 200 gradi per 30 minuti.
2. Dividere tra i piatti e servire come guarnizione.

Nutrizione: Calorie 251, Grassi 9,3, Fibre 4, Carboidrati 13,2, Proteine 6

Spinaci saltati e mais

Tempo di preparazione: 10 minuti.
Tempo di cottura: 15 minuti.
Porzioni: 4

Ingredienti:
- 1 tazza di mais
- 1 chilo di foglie di spinaci
- 1 cucchiaino di paprika dolce
- 1 cucchiaio di olio d'oliva
- 1 cipolla gialla tritata
- ½ tazza di basilico tritato
- Un pizzico di pepe nero
- ½ cucchiaino di scaglie di peperoncino

Indirizzi:
1. Scaldare una padella con l'olio a fuoco medio-alto, aggiungere la cipolla, mescolare e soffriggere per 5 minuti.
2. Aggiungere il mais, gli spinaci e gli altri ingredienti, mescolare, cuocere a fuoco medio per altri 10 minuti, distribuire nei piatti e servire.

Nutrizione: calorie 201, grassi 13,1, fibre 2,5, carboidrati 14,4, proteine 3,7

Mais saltato ed erba cipollina

Tempo di preparazione: 10 minuti.
Tempo di cottura: 15 minuti.
Porzioni: 4

Ingredienti:
- 4 tazze di mais
- 1 cucchiaio di olio di avocado
- 2 scalogni, tritati
- 1 cucchiaino di peperoncino in polvere
- 2 cucchiai di concentrato di pomodoro, senza sale aggiunto
- 3 erba cipollina tritata
- Un pizzico di pepe nero

Indirizzi:
1. Scaldare una padella con l'olio a fuoco medio-alto, aggiungere i cipollotti e il peperoncino in polvere, mescolare e soffriggere per 5 minuti.
2. Aggiungere il mais e gli altri ingredienti, mescolare, cuocere per altri 10 minuti, dividere nei piatti e servire come guarnizione.

Nutrizione: Calorie 259, Grassi 11,1, Fibre 2,6, Carboidrati 13,2, Proteine 3,5

Insalata di spinaci e mango

Tempo di preparazione: 10 minuti.
Tempo di cottura: 0 minuti.
Porzioni: 4

Ingredienti:
- 1 tazza di mango, sbucciato e tagliato a cubetti
- 4 tazze di spinaci novelli
- 1 cucchiaio di olio d'oliva
- 2 erba cipollina tritata
- 1 cucchiaio di succo di limone
- 1 cucchiaio di capperi, scolati, senza sale aggiunto
- 1/3 di tazza di mandorle tritate

Indirizzi:
1. In una ciotola mescolate gli spinaci con il mango e gli altri ingredienti, mescolate e servite.

Nutrizione: calorie 200, grassi 7,4, fibre 3, carboidrati 4,7, proteine 4,4

patate alla senape

Tempo di preparazione: 5 minuti.
Tempo di cottura: 1 ora.
Porzioni: 4

Ingredienti:
- 1 chilo di patate dorate, sbucciate e tagliate a spicchi
- 2 cucchiai di olio d'oliva
- Un pizzico di pepe nero
- 2 cucchiai di rosmarino tritato
- 1 cucchiaio di senape di Digione
- 2 spicchi d'aglio tritati

Indirizzi:
1. Su una teglia unire le patate con l'olio e gli altri ingredienti, mescolare, infornare a 200 gradi e cuocere per circa 1 ora.
2. Dividere nei piatti e servire immediatamente come contorno.

Nutrizione: Calorie 237, Grassi 11,5, Fibre 6,4, Carboidrati 14,2, Proteine 9

Cavoletti di Bruxelles al cocco

Tempo di preparazione: 5 minuti.
Tempo di cottura: 30 minuti.
Porzioni: 4

Ingredienti:
- 1 libbra di cavoletti di Bruxelles, tagliati e tagliati a metà
- 1 tazza di crema di cocco
- 1 cucchiaio di olio d'oliva
- 2 scalogni, tritati
- Un pizzico di pepe nero
- ½ tazza di anacardi tritati

Indirizzi:
1. In una teglia, unire i germogli con la panna e il resto degli ingredienti, mescolare e cuocere in forno per 30 minuti a 350 gradi F.
2. Dividere tra i piatti e servire come guarnizione.

Nutrizione: calorie 270, grassi 6,5, fibre 5,3, carboidrati 15,9, proteine 3,4

carote alla salvia

Tempo di preparazione: 10 minuti.
Tempo di cottura: 30 minuti.
Porzioni: 4

Ingredienti:
- 2 cucchiai di olio d'oliva
- 2 cucchiaini di paprika dolce
- 1 libbra di carote, sbucciate e tagliate a dadini
- 1 cipolla rossa tritata
- 1 cucchiaio di salvia tritata
- Un pizzico di pepe nero

Indirizzi:
1. Su una teglia unire le carote con l'olio e gli altri ingredienti, mescolare e infornare a 180°C per 30 minuti.
2. Dividere nei piatti e servire.

Nutrizione: Calorie 200, Grassi 8,7, Fibre 2,5, Carboidrati 7,9, Proteine 4

Funghi con aglio e mais

Tempo di preparazione: 10 minuti.
Tempo di cottura: 20 minuti.
Porzioni: 4

Ingredienti:

- 1 libbra di funghi bianchi, tagliati a metà
- 2 tazze di mais
- 2 cucchiai di olio d'oliva
- 4 spicchi d'aglio, tritati
- 1 tazza di pomodori in scatola, senza sale aggiunto, tritati
- Un pizzico di pepe nero
- ½ cucchiaino di peperoncino in polvere

Indirizzi:

1. Scaldate una padella con l'olio a fuoco medio, aggiungete i funghi, l'aglio e il mais, mescolate e fate soffriggere per 10 minuti.
2. Aggiungere il resto degli ingredienti, mescolare, cuocere a fuoco medio per altri 10 minuti, distribuire nei piatti e servire.

Nutrizione: calorie 285, grassi 13, fibre 2.2, carboidrati 14.6, proteine 6.7.

fagiolini al pesto

Tempo di preparazione: 10 minuti.
Tempo di cottura: 15 minuti.
Porzioni: 4

Ingredienti:
- 2 cucchiai di pesto di basilico
- 2 cucchiaini di paprika dolce
- 1 chilo di fagiolini, tagliati e tagliati a metà
- succo di 1 limone
- 2 cucchiai di olio d'oliva
- 1 cipolla rossa affettata
- Un pizzico di pepe nero

Indirizzi:
1. Scaldare una padella con l'olio a fuoco medio-alto, aggiungere la cipolla, mescolare e soffriggere per 5 minuti.
2. Aggiungere i fagioli e il resto degli ingredienti, mescolare, cuocere a fuoco medio per 10 minuti, distribuire nei piatti e servire.

Nutrizione: Calorie 280, Grassi 10, Fibra 7.6, Carboidrati 13.9, Proteine 4.7

pomodori al dragoncello

Tempo di preparazione: 5 minuti.
Tempo di cottura: 0 minuti.
Porzioni: 4

Ingredienti:
- 1 cucchiaio e mezzo di olio d'oliva
- 1 libbra di pomodori, tagliati a spicchi
- 1 cucchiaio di succo di lime
- 1 cucchiaio di scorza di lime grattugiata
- 2 cucchiai di dragoncello tritato
- Un pizzico di pepe nero

Indirizzi:
1. In una ciotola, unire i pomodori con gli altri ingredienti, mescolare e servire come insalata.

Nutrizione: Calorie 170, Grassi 4, Fibra 2.1, Carboidrati 11.8, Proteine 6

barbabietola alla mandorla

Tempo di preparazione: 10 minuti.
Tempo di cottura: 30 minuti.
Porzioni: 4

Ingredienti:
- 4 barbabietole, sbucciate e tagliate a spicchi
- 3 cucchiai di olio d'oliva
- 2 cucchiai di mandorle tritate
- 2 cucchiai di aceto balsamico
- Un pizzico di pepe nero
- 2 cucchiai di prezzemolo tritato

Indirizzi:
1. In una pirofila unire le barbabietole con l'olio e gli altri ingredienti, mescolare, infornare e cuocere a 200 gradi per 30 minuti.
2. Distribuire il composto nei piatti e servire.

Nutrizione: Calorie 230, Grassi 11, Fibra 4.2, Carboidrati 7.3, Proteine 3.6

Menta Pomodori e Mais

Tempo di preparazione: 5 minuti.
Tempo di cottura: 0 minuti.
Porzioni: 4

Ingredienti:
- 2 cucchiai di menta tritata
- 1 libbra di pomodori, tagliati a spicchi
- 2 tazze di mais
- 2 cucchiai di olio d'oliva
- 1 cucchiaio di aceto di rosmarino
- Un pizzico di pepe nero

Indirizzi:
1. In un'insalatiera unire i pomodori con il mais e gli altri ingredienti, mescolare e servire.

Godere!

Nutrizione: Calorie 230, Grassi 7.2, Fibre 2, Carboidrati 11.6, Proteine 4

Salsa Di Zucchine E Avocado

Tempo di preparazione: 5 minuti.
Tempo di cottura: 10 minuti.
Porzioni: 4

Ingredienti:
- 2 cucchiai di olio d'oliva
- 2 zucchine, a cubetti
- 1 avocado, sbucciato, snocciolato e tagliato a cubetti
- 2 pomodori, a dadini
- 1 cetriolo a cubetti
- 1 cipolla gialla tritata
- 2 cucchiai di succo di lime fresco
- 2 cucchiai di coriandolo tritato

Indirizzi:
1. Scaldare una padella con l'olio a fuoco medio, aggiungere la cipolla e le zucchine, mescolare e cuocere per 5 minuti.
2. Aggiungere il resto degli ingredienti, mescolare, cuocere per altri 5 minuti, distribuire nei piatti e servire.

Nutrizione: Calorie 290, Grassi 11,2, Fibre 6,1, Carboidrati 14,7, Proteine 5,6

Mix di mele e cavolo

Tempo di preparazione: 5 minuti.
Tempo di cottura: 0 minuti.
Porzioni: 4

Ingredienti:
- 2 mele verdi, private del torsolo e tagliate a cubetti
- 1 cavolo viola, tritato
- 2 cucchiai di aceto balsamico
- ½ cucchiaino di semi di cumino
- 2 cucchiai di olio d'oliva
- pepe nero a piacere

Indirizzi:
1. In una ciotola unire il cavolo con le mele e gli altri ingredienti, mescolare e servire come insalata.

Nutrizione: Calorie 165, Grassi 7.4, Fibre 7.3, Carboidrati 26, Proteine 2.6

barbabietola arrosto

Tempo di preparazione: 10 minuti.
Tempo di cottura: 30 minuti.
Porzioni: 4

Ingredienti:

- 4 barbabietole, sbucciate e tagliate a spicchi
- 2 cucchiai di olio d'oliva
- 2 spicchi d'aglio tritati
- Un pizzico di pepe nero
- ¼ di tazza di prezzemolo tritato
- ¼ di tazza di noci tritate

Indirizzi:

1. In una pirofila, unire le barbabietole con l'olio e gli altri ingredienti, mescolare per ricoprire, mettere in forno a 420 gradi F, cuocere per 30 minuti, dividere nei piatti e servire come contorno.

Nutrizione: calorie 156, grassi 11,8, fibre 2,7, carboidrati 11,5, proteine 3,8

cavolo all'aneto

Tempo di preparazione: 10 minuti.
Tempo di cottura: 15 minuti.
Porzioni: 4

Ingredienti:
- 1 libbra di cavolo verde, sminuzzato
- 1 cipolla gialla tritata
- 1 pomodoro a cubetti
- 1 cucchiaio di aneto tritato
- Un pizzico di pepe nero
- 1 cucchiaio di olio d'oliva

Indirizzi:
1. Scaldare una padella con l'olio a fuoco medio, aggiungere la cipolla e soffriggere per 5 minuti.
2. Aggiungere la verza e il resto degli ingredienti, mescolare, cuocere a fuoco medio per 10 minuti, distribuire nei piatti e servire.

Nutrizione: calorie 74, grassi 3,7, fibre 3,7, carboidrati 10,2, proteine 2,1

insalata di cavolo e carote

Tempo di preparazione: 5 minuti.
Tempo di cottura: 0 minuti.
Porzioni: 4

Ingredienti:
- 2 scalogni, tritati
- 2 carote grattugiate
- 1 cavolo viola grande, tritato
- 1 cucchiaio di olio d'oliva
- 1 cucchiaio di aceto rosso
- Un pizzico di pepe nero
- 1 cucchiaio di succo di lime

Indirizzi:
1. In una ciotola mescolate la verza con lo scalogno e gli altri ingredienti, mescolate e servite come guarnizione.

Nutrizione: Calorie 106, Grassi 3.8, Fibre 6.5, Carboidrati 18, Proteine 3.3

Sugo Di Pomodoro E Olive

Tempo di preparazione: 10 minuti.
Tempo di cottura: 0 minuti.
Porzioni: 6

Ingredienti:
- 1 libbra di pomodorini, dimezzati
- 2 cucchiai di olio d'oliva
- 1 tazza di olive kalamata, snocciolate e tagliate a metà
- Un pizzico di pepe nero
- 1 cipolla rossa tritata
- 1 cucchiaio di aceto balsamico
- ¼ tazza di coriandolo tritato

Indirizzi:
1. In una ciotola mescolate i pomodori con le olive e gli altri ingredienti, mescolate e servite come guarnizione.

Nutrizione: calorie 131, grassi 10,9, fibre 3,1, carboidrati 9,2, proteine 1,6

Insalata di zucchine

Tempo di preparazione: 4 minuti.
Tempo di cottura: 0 minuti.
Porzioni: 4

Ingredienti:
- 2 zucchine, a spirale
- 1 cipolla rossa affettata
- 1 cucchiaio di pesto di basilico
- 1 cucchiaio di succo di limone
- 1 cucchiaio di olio d'oliva
- ½ tazza di coriandolo tritato
- pepe nero a piacere

Indirizzi:
1. In un'insalatiera unire le zucchine con la cipolla e gli altri ingredienti, mescolare e servire.

Nutrizione: Calorie 58, Grassi 3.8, Fibre 1.8, Carboidrati 6, Proteine 1.6

Insalata Di Carote Al Curry

Tempo di preparazione: 4 minuti.
Tempo di cottura: 0 minuti.
Porzioni: 4

Ingredienti:
- 1 chilo di carote, sbucciate e grattugiate
- 2 cucchiai di olio di avocado
- 2 cucchiai di succo di limone
- 3 cucchiai di semi di sesamo
- ½ cucchiaino di curry in polvere
- 1 cucchiaino di rosmarino essiccato
- ½ cucchiaino di cumino, macinato

Indirizzi:
1. In una ciotola mescolate le carote con l'olio, il succo di limone e gli altri ingredienti, mescolate e servite freddo per guarnire.

Nutrizione: Calorie 99, Grassi 4.4, Fibre 4.2, Carboidrati 13.7, Proteine 2.4

Insalata di lattuga e barbabietole

Tempo di preparazione: 5 minuti.
Tempo di cottura: 0 minuti.
Porzioni: 4

Ingredienti:

- 1 cucchiaio di zenzero grattugiato
- 2 spicchi d'aglio tritati
- 4 tazze di lattuga romana, tritata
- 1 barbabietola, sbucciata e grattugiata
- 2 cipolle verdi tritate
- 1 cucchiaio di aceto balsamico
- 1 cucchiaio di semi di sesamo

Indirizzi:

1. In una ciotola unire la lattuga con lo zenzero, l'aglio e gli altri ingredienti, mescolare e servire come guarnizione.

Nutrizione: calorie 42, grassi 1,4, fibre 1,5, carboidrati 6,7, proteine 1,4

ravanelli alle erbe

Tempo di preparazione: 5 minuti.
Tempo di cottura: 0 minuti.
Porzioni: 4

Ingredienti:
- 1 libbra di ravanelli rossi, a dadini
- 1 cucchiaio di erba cipollina tritata
- 1 cucchiaio di prezzemolo tritato
- 1 cucchiaio di origano tritato
- 2 cucchiai di olio d'oliva
- 1 cucchiaio di succo di lime
- pepe nero a piacere

Indirizzi:
1. In un'insalatiera mescolate i ravanelli con l'erba cipollina e gli altri ingredienti, mescolate e servite.

Nutrizione: Calorie 85, Grassi 7,3, Fibre 2,4, Carboidrati 5,6, Proteine 1

Mix di finocchi al forno

Tempo di preparazione: 5 minuti.
Tempo di cottura: 20 minuti.
Porzioni: 4

Ingredienti:
- 2 finocchi affettati
- 1 cucchiaino di paprika dolce
- 1 cipolla rossa piccola, affettata
- 2 cucchiai di olio d'oliva
- 2 cucchiai di succo di lime
- 2 cucchiai di aneto tritato
- pepe nero a piacere

Indirizzi:
1. In una teglia unire il finocchio con la paprika e gli altri ingredienti, mescolare e infornare a 180°C per 20 minuti.
2. Distribuire il composto nei piatti e servire.

Nutrizione: calorie 114, grassi 7,4, fibre 4,5, carboidrati 13,2, proteine 2,1

peperoni arrostiti

Tempo di preparazione: 10 minuti.
Tempo di cottura: 30 minuti.
Porzioni: 4

Ingredienti:
- 1 libbra di peperoni misti, tagliati a spicchi
- 1 cipolla rossa, affettata sottilmente
- 2 cucchiai di olio d'oliva
- pepe nero a piacere
- 1 cucchiaio di origano tritato
- 2 cucchiai di foglie di menta tritate

Indirizzi:
1. In una teglia, unire i peperoni con la cipolla e gli altri ingredienti, mescolare e infornare a 380 gradi F per 30 minuti.
2. Distribuire il composto nei piatti e servire.

Nutrizione: Calorie 240, Grassi 8.2, Fibre 4.2, Carboidrati 11.3, Proteine 5.6

Datteri saltati e cavolo

Tempo di preparazione: 5 minuti.
Tempo di cottura: 15 minuti.
Porzioni: 4

Ingredienti:
- 1 libbra di cavolo rosso, sminuzzato
- 8 datteri, snocciolati e affettati
- 2 cucchiai di olio d'oliva
- ¼ tazza di brodo vegetale a basso contenuto di sodio
- 2 cucchiai di erba cipollina tritata
- 2 cucchiai di succo di limone
- pepe nero a piacere

Indirizzi:
1. Scaldare una padella con l'olio a fuoco medio, aggiungere il cavolo e i datteri, mescolare e cuocere per 4 minuti.
2. Aggiungere il brodo e gli altri ingredienti, mescolare, cuocere a fuoco medio per altri 11 minuti, distribuire nei piatti e servire.

Nutrizione: Calorie 280, Grassi 8.1, Fibre 4.1, Carboidrati 8.7, Proteine 6.3

mix di fagioli neri

Tempo di preparazione: 4 minuti.
Tempo di cottura: 0 minuti.
Porzioni: 4

Ingredienti:
- 3 tazze di fagioli neri in scatola, senza sale aggiunto, scolati e sciacquati
- 1 tazza di pomodorini, dimezzati
- 2 scalogni, tritati
- 3 cucchiai di olio d'oliva
- 1 cucchiaio di aceto balsamico
- pepe nero a piacere
- 1 cucchiaio di erba cipollina tritata

Indirizzi:
1. In una ciotola unire i fagioli con i pomodori e gli altri ingredienti, mescolare e servire freddi come guarnizione.

Nutrizione: Calorie 310, Grassi 11,0, Fibre 5,3, Carboidrati 19,6, Proteine 6,8

Mix di Olive e Indivia

Tempo di preparazione: 4 minuti.
Tempo di cottura: 0 minuti.
Porzioni: 4

Ingredienti:
- 2 erba cipollina tritata
- 2 indivie, grattugiate
- 1 tazza di olive nere, snocciolate e affettate
- ½ tazza di olive kalamata, snocciolate e affettate
- ¼ di tazza di aceto di mele
- 2 cucchiai di olio d'oliva
- 1 cucchiaio di coriandolo tritato

Indirizzi:
1. In una ciotola mescolate le scarole con le olive e il resto degli ingredienti, mescolate e servite.

Nutrizione: Calorie 230, Grassi 9.1, Fibre 6.3, Carboidrati 14.6, Proteine 7.2

Insalata di pomodori e cetriolo

Tempo di preparazione: 5 minuti.
Tempo di cottura: 0 minuti.
Porzioni: 4

Ingredienti:
- ½ libbra di pomodori, a dadini
- 2 cetrioli, affettati
- 1 cucchiaio di olio d'oliva
- 2 erba cipollina tritata
- pepe nero a piacere
- Succo di 1 lime
- ½ tazza di basilico tritato

Indirizzi:
1. In un'insalatiera unire i pomodori con il cetriolo e gli altri ingredienti, mescolare e servire freddo.

Nutrizione: calorie 224, grassi 11,2, fibre 5,1, carboidrati 8,9, proteine 6,2

Insalata di peperoni e carote

Tempo di preparazione: 5 minuti.
Tempo di cottura: 0 minuti.
Porzioni: 4

Ingredienti:
- 1 tazza di pomodorini, dimezzati
- 1 peperone giallo tritato
- 1 peperone rosso tritato
- 1 peperone verde tritato
- ½ libbra di carote, grattugiate
- 3 cucchiai di aceto di vino rosso
- 2 cucchiai di olio d'oliva
- 1 cucchiaio di coriandolo tritato
- pepe nero a piacere

Indirizzi:
1. In un'insalatiera mescolare i pomodori con i peperoni, le carote e gli altri ingredienti, mescolare e servire come guarnizione.

Nutrizione: Calorie 123, Grassi 4, Fibre 8.4, Carboidrati 14.4, Proteine 1.1

Mix di Fagioli Neri e Riso

Tempo di preparazione: 10 minuti.
Tempo di cottura: 30 minuti.
Porzioni: 4

Ingredienti:
- 2 cucchiai di olio d'oliva
- 1 cipolla gialla tritata
- 1 tazza di fagioli neri in scatola, senza sale aggiunto, scolati e sciacquati
- 2 tazze di riso nero
- 4 tazze di brodo di pollo a basso contenuto di sodio
- 2 cucchiai di timo tritato
- Scorza grattugiata di ½ limone
- Un pizzico di pepe nero

Indirizzi:
1. Scaldare una padella con l'olio a fuoco medio-alto, aggiungere la cipolla, mescolare e soffriggere per 4 minuti.
2. Aggiungere i fagioli, il riso e gli altri ingredienti, mescolare, portare a ebollizione e cuocere a fuoco medio per 25 minuti.
3. Mescolare il composto, dividere nei piatti e servire.

Nutrizione: Calorie 290, Grassi 15,3, Fibre 6,2, Carboidrati 14,6, Proteine 8

Mix di riso e cavolfiore

Tempo di preparazione: 10 minuti.
Tempo di cottura: 25 minuti.
Porzioni: 4

Ingredienti:
- 1 tazza di cimette di cavolfiore
- 1 tazza di riso bianco
- 2 tazze di brodo di pollo a basso contenuto di sodio
- 1 cucchiaio di olio di avocado
- 2 scalogni, tritati
- ¼ tazza di mirtilli
- ½ tazza di mandorle affettate

Indirizzi:
1. Scaldare una padella con l'olio a fuoco medio, aggiungere gli scalogni, mescolare e soffriggere per 5 minuti.
2. Aggiungere il cavolfiore, il riso e gli altri ingredienti, mescolare, portare a ebollizione e cuocere a fuoco medio per 20 minuti.
3. Distribuire il composto nei piatti e servire.

Nutrizione: Calorie 290, Grassi 15,1, Fibre 5,6, Carboidrati 7, Proteine 4,5

Miscela di fagioli balsamici

Tempo di preparazione: 10 minuti.
Tempo di cottura: 0 minuti.
Porzioni: 4

Ingredienti:
- 2 tazze di fagioli neri in scatola, senza sale aggiunto, scolati e sciacquati
- 2 tazze di fagioli marini in scatola, senza sale aggiunto, scolati e sciacquati
- 2 cucchiai di aceto balsamico
- 2 cucchiai di olio d'oliva
- 1 cucchiaino di origano essiccato
- 1 cucchiaino di basilico essiccato
- 1 cucchiaio di erba cipollina tritata

Indirizzi:
1. In un'insalatiera unire i fagioli con l'aceto e gli altri ingredienti, mescolare e servire come insalata.

Nutrizione: Calorie 322, Grassi 15,1, Fibre 10, Carboidrati 22,0, Proteine 7

Barbabietola Cremosa

Tempo di preparazione: 5 minuti.
Tempo di cottura: 20 minuti.
Porzioni: 4

Ingredienti:
- Barbabietole da 1 libbra, sbucciate e tagliate a cubetti
- 1 cipolla rossa tritata
- 1 cucchiaio di olio d'oliva
- ½ tazza di crema di cocco
- 4 cucchiai di yogurt scremato
- 1 cucchiaio di erba cipollina tritata

Indirizzi:
1. Scaldare una padella con l'olio a fuoco medio, aggiungere la cipolla, mescolare e soffriggere per 4 minuti.
2. Aggiungere le barbabietole, la panna e gli altri ingredienti, mescolare, cuocere a fuoco medio per altri 15 minuti, distribuire nei piatti e servire.

Nutrizione: Calorie 250, Grassi 13,4, Fibre 3, Carboidrati 13,3, Proteine 6,4

Mix di avocado e peperone

Tempo di preparazione: 10 minuti.
Tempo di cottura: 14 minuti.
Porzioni: 4

Ingredienti:
- 1 cucchiaio di olio di avocado
- 1 cucchiaino di paprika dolce
- 1 libbra di peperoni misti, tagliati a listarelle
- 1 avocado, sbucciato, snocciolato e tagliato a metà
- 1 cucchiaino di aglio in polvere
- 1 cucchiaino di rosmarino essiccato
- ½ tazza di brodo vegetale a basso contenuto di sodio
- pepe nero a piacere

Indirizzi:
1. Scaldate una padella con l'olio a fuoco medio-alto, aggiungete tutti i peperoni, mescolate e fate soffriggere per 5 minuti.
2. Aggiungere il resto degli ingredienti, mescolare, cuocere per altri 9 minuti a fuoco medio, dividere nei piatti e servire.

Nutrizione: Calorie 245, Grassi 13,8, Fibre 5, Carboidrati 22,5, Proteine 5,4

Patate Dolci Arrosto E Barbabietola

Tempo di preparazione: 10 minuti.
Tempo di cottura: 1 ora.
Porzioni: 4

Ingredienti:
- 3 cucchiai di olio d'oliva
- 2 patate dolci, sbucciate e tagliate a spicchi
- 2 barbabietole, sbucciate e tagliate a spicchi
- 1 cucchiaio di origano tritato
- 1 cucchiaio di succo di lime
- pepe nero a piacere

Indirizzi:
1. Disporre le patate dolci e le barbabietole su una teglia foderata, aggiungere il resto degli ingredienti, mescolare, infornare e cuocere a 180 °C per 1 ora /
2. Dividere tra i piatti e servire come guarnizione.

Nutrizione: Calorie 240, Grassi 11,2, Fibre 4, Carboidrati 8,6, Proteine 12,1

Cavolo saltato

Tempo di preparazione: 10 minuti.
Tempo di cottura: 15 minuti.
Porzioni: 4

Ingredienti:
- 2 cucchiai di olio d'oliva
- 3 cucchiai di aminoacidi al cocco
- Cavolo da 1 libbra, strappato
- 1 cipolla rossa tritata
- 2 spicchi d'aglio tritati
- 1 cucchiaio di succo di lime
- 1 cucchiaio di coriandolo tritato

Indirizzi:
1. Scaldare una padella con l'olio d'oliva a fuoco medio, aggiungere la cipolla e l'aglio e soffriggere per 5 minuti.
2. Aggiungere il cavolo e gli altri ingredienti, mescolare, cuocere a fuoco medio per 10 minuti, dividere nei piatti e servire.

Nutrizione: Calorie 200, Grassi 7.1, Fibre 2, Carboidrati 6.4, Proteine 6

carote speziate

Tempo di preparazione: 10 minuti.
Tempo di cottura: 20 minuti.
Porzioni: 4

Ingredienti:
- 1 cucchiaio di succo di limone
- 1 cucchiaio di olio d'oliva
- ½ cucchiaino di pimento, macinato
- ½ cucchiaino di cumino, macinato
- ½ cucchiaino di noce moscata macinata
- 1 libbra di carote baby, tritate
- 1 cucchiaio di rosmarino tritato
- pepe nero a piacere

Indirizzi:
1. In una teglia, unire le carote con il succo di limone, l'olio e gli altri ingredienti, mescolare, mettere in forno e cuocere a 400 gradi F per 20 minuti.
2. Dividere nei piatti e servire.

Nutrizione: calorie 260, grassi 11,2, fibre 4,5, carboidrati 8,3, proteine 4,3

carciofi al limone

Tempo di preparazione: 10 minuti.
Tempo di cottura: 20 minuti.
Porzioni: 4

Ingredienti:
- 2 cucchiai di succo di limone
- 4 carciofi, mondati e tagliati a metà
- 1 cucchiaio di aneto tritato
- 2 cucchiai di olio d'oliva
- Un pizzico di pepe nero

Indirizzi:
1. In una teglia, unire i carciofi con il succo di limone e gli altri ingredienti, mescolare delicatamente e infornare a 400 gradi F per 20 minuti, dividere tra i piatti e servire.

Nutrizione: Calorie 140, Grassi 7,3, Fibre 8,9, Carboidrati 17,7, Proteine 5,5

Broccoli, Fagioli e Riso

Tempo di preparazione: 10 minuti.
Tempo di cottura: 30 minuti.
Porzioni: 4

Ingredienti:
- 1 tazza di cimette di broccoli, tritate
- 1 tazza di fagioli neri in scatola, senza sale aggiunto, scolati
- 1 tazza di riso bianco
- 2 tazze di brodo di pollo a basso contenuto di sodio
- 2 cucchiaini di paprika dolce
- pepe nero a piacere

Indirizzi:
1. Mettere il brodo in una pentola, scaldare a fuoco medio, unire il riso e gli altri ingredienti, mescolare, portare ad ebollizione e cuocere per 30 minuti mescolando di tanto in tanto.
2. Distribuire il composto nei piatti e servire come guarnizione.

Nutrizione: Calorie 347, Grassi 1.2, Fibre 9, Carboidrati 69.3, Proteine 15.1

Mix di zucca al forno

Tempo di preparazione: 10 minuti.
Tempo di cottura: 45 minuti.
Porzioni: 4

Ingredienti:
- 2 cucchiai di olio d'oliva
- 2 chili di zucca, sbucciata e tagliata a spicchi
- 1 cucchiaio di succo di limone
- 1 cucchiaino di peperoncino in polvere
- 1 cucchiaino di aglio in polvere
- 2 cucchiaini di coriandolo tritato
- Un pizzico di pepe nero

Indirizzi
1. In una teglia, unire la zucca con l'olio e gli altri ingredienti, mescolare delicatamente, cuocere in forno a 400 gradi F per 45 minuti, dividere nei piatti e servire come contorno.

Nutrizione: Calorie 167, Grassi 7,4, Fibre 4,9, Carboidrati 27,5, Proteine 2,5

asparagi cremosi

Tempo di preparazione: 5 minuti.
Tempo di cottura: 20 minuti.
Porzioni: 4

Ingredienti:
- ½ cucchiaino di noce moscata macinata
- 1 chilo di asparagi, tagliati e tagliati a metà
- 1 tazza di crema di cocco
- 1 cipolla gialla tritata
- 2 cucchiai di olio d'oliva
- 1 cucchiaio di succo di lime
- 1 cucchiaio di coriandolo tritato

Indirizzi:
1. Scaldare una padella con l'olio a fuoco medio, aggiungere la cipolla e la noce moscata, mescolare e soffriggere per 5 minuti.
2. Aggiungere gli asparagi e gli altri ingredienti, mescolare, portare a ebollizione e cuocere a fuoco medio per 15 minuti.
3. Dividere nei piatti e servire.

Nutrizione: calorie 236, grassi 21,6, fibre 4,4, carboidrati 11,4, proteine 4,2

Mix di rapa al basilico

Tempo di preparazione: 10 minuti.
Tempo di cottura: 15 minuti.
Porzioni: 4

Ingredienti:
- 1 cucchiaio di olio di avocado
- 4 rape affettate
- ¼ di tazza di basilico tritato
- pepe nero a piacere
- ¼ tazza di brodo vegetale a basso contenuto di sodio
- ½ tazza di noci tritate
- 2 spicchi d'aglio tritati

Indirizzi:
1. Scaldate una padella con l'olio a fuoco medio-alto, aggiungete l'aglio e le rape e fate rosolare per 5 minuti.
2. Aggiungere il resto degli ingredienti, mescolare, cuocere per altri 10 minuti, distribuire nei piatti e servire.

Nutrizione: Calorie 140, Grassi 9,7, Fibre 3,3, Carboidrati 10,5, Proteine 5

Miscela di Riso e Capperi

Tempo di preparazione: 10 minuti.
Tempo di cottura: 20 minuti.
Porzioni: 4

Ingredienti:
- 1 tazza di riso bianco
- 1 cucchiaio di capperi tritati
- 2 tazze di brodo di pollo a basso contenuto di sodio
- 1 cipolla rossa tritata
- 1 cucchiaio di olio di avocado
- 1 cucchiaio di coriandolo tritato
- 1 cucchiaino di paprika dolce

Indirizzi:
1. Scaldare una padella con l'olio a fuoco medio-alto, aggiungere la cipolla, mescolare e soffriggere per 5 minuti.
2. Aggiungere il riso, i capperi e gli altri ingredienti, mescolare, portare a ebollizione e cuocere per 15 minuti.
3. Distribuire il composto nei piatti e servire come guarnizione.

Nutrizione: calorie 189, grassi 0,9, fibre 1,6, carboidrati 40,2, proteine 4,3

Mix di spinaci e cavolo

Tempo di preparazione: 5 minuti.
Tempo di cottura: 15 minuti.
Porzioni: 4

Ingredienti:
- 2 tazze di spinaci novelli
- 5 tazze di cavolo, strappato
- 2 scalogni, tritati
- 2 spicchi d'aglio tritati
- 1 tazza di pomodori in scatola, senza sale aggiunto, tritati
- 1 cucchiaio di olio d'oliva

Indirizzi:
1. Scaldare una padella con l'olio a fuoco medio-alto, aggiungere gli scalogni, mescolare e soffriggere per 5 minuti.
2. Aggiungere gli spinaci, il cavolo e gli altri ingredienti, mescolare, cuocere altri 10 minuti, dividere nei piatti e servire come contorno.

Nutrizione: Calorie 89, Grassi 3,7, Fibre 2,2, Carboidrati 12,4, Proteine 3,6

www.ingramcontent.com/pod-product-compliance
Lightning Source LLC
Chambersburg PA
CBHW070355120526
44590CB00014B/1144